古醫籍稀見版本影印存真文庫

凌門传授銅人指穴

清·佚名 撰

中醫古籍出版社
Publishing House of Ancient Chinese Medical Books

圖書在版編目（CIP）數據

凌門傳授銅人指穴 /（清）佚名撰 . — 北京：中醫古籍出版社，2015.9（2022.9 重印）

（古醫籍稀見版本影印存真文庫）

ISBN 978-7-5152-0858-9

Ⅰ . ①凌…　Ⅱ . ①佚…　Ⅲ . ①針灸療法—中國—清代　Ⅳ . ① R245

中國版本圖書館 CIP 數據核字（2015）第 093540 號

古醫籍稀見版本影印存真文庫

凌門傳授銅人指穴　清・佚名　撰

責任編輯　黄　鑫

封面設計　張雅娣

出版發行　中醫古籍出版社

社　　址　北京市東城區東直門内南小街16號（100700）

電　　話　010-64089446（總編室）010-64002949（發行部）

網　　址　www.zhongyiguji.com.cn

印　　刷　北京市泰鋭印刷有限責任公司

開　　本　850mm × 1168mm　32開

印　　張　4.25

字　　數　49千字

版　　次　2015年9月第1版　2022年9月第2次印刷

書　　號　ISBN 978-7-5152-0858-9

定　　價　26.00圓

國家古籍出版
專項經費資助項目

據中國中醫科學院圖書館藏抄本影印原書高二四六毫米寬一三三毫米

出版説明

中醫藥學是中華民族優秀傳統文化的重要組成部分，是我國醫學科學的特色，也是生命科學中具有自主創新優勢的領域。歷代存留下來的中醫典籍是我國寶貴的文化遺産，其承載着中華民族特有的精神價值、思維方法、想象力和創造力，是中醫藥科技進步和創新的源泉。對中醫古籍進行保護與整理，即是保護了我國全部古籍中的一個重要的組成部分。

《古醫籍稀見版本影印存真文庫》在全面調查現存古醫籍版本情况的基礎上，遴選出五十餘種具有較高學術價值、文獻價值的古醫籍，對其稀見的版本進行搶救性地挖掘整理，其内容涵蓋中醫臨床内、外、婦、兒、針灸、五官各科及基礎理論等領域。這些版本多爲亟待搶救的瀕危版本、珍稀版本、孤本、善本，或者曾經流傳但近幾十年來世面上已很難見到的版本，屬於讀者迫切需要掌握的知識載體，具有較大的出版價值。爲方便讀者閲讀與使用，本叢書整理者對所遴選古籍的版本源流及存世狀況進行了考辨，撰寫了提要，簡介了作者生平，評述了著作的學術價值；爲避免在整理過程中出現各種紕漏，最大限度地保留文獻原貌，我社決定採用影印整理出版的方式。

此次所選書目具有兩個特點：一是以學術性和實用性兼顧爲原則，選擇凝結歷代醫藥學家獨到理論精粹及豐富臨床經驗的精品力作，突出臨證實用，并且充分注重各類中醫古籍的覆蓋面，除了喉科之外，其余各類均有涉及；二是選擇稀見版本，影印出版，不僅可以避免目前市場上古籍整理類書籍魚目混雜、貽誤后學之弊，而且能够完整地體現歷史文獻的真實和完整性，爲讀者研習中醫提供真實的第一手資料。該叢書對於保護和利用中醫藥古籍，發揚和傳承中醫藥文化，更好地爲中醫藥科研、臨床、教學服務具有重大的意義。

我社自二十世紀八十年代成立以來，陸續出版了大型系列古籍叢書，影印的有《中醫珍本叢書》《文淵閣四庫全書醫家類》《北京大學圖書館館藏善本醫書》《海外回歸中醫古籍善本集萃》《中醫古籍孤本大全》等，自出版后廣受學界和藏書機構歡迎。實踐證明，以影印爲基礎進行文獻開發，不僅符合學術研究和收藏需要，而且操作性更强，對促進文獻批露意義重大。

在編輯過程中，我們遵循《古醫籍稀見版本影印存真文庫》的編輯規範，進行了嚴格地查重，并查核原書，爲每種圖書制作了新的書名頁，重新編目，讓讀者一目了然。爲了讓讀者真真切切感受古籍的原汁原味，我們對前言和目録均採用繁體竪排形式。需要説明的是，所收珍本中有缺卷或缺頁的情況，由於這些珍本基本上没有復本，我們没有進行配補，僅作了相應的標注，也留下了些許遺憾，敬請廣大讀者諒解。

中醫古籍出版社

二零一五年九月

前言

本書撰人不詳，據文字來看，約成於清康熙紀元之前。但其後各種公私藏書志均未見著録。書名定爲《凌門傳授銅人指穴》。『凌門』係指明清時代著名鍼灸世家凌氏，其對鍼灸學的研究頗有造詣，在鍼灸理論和鍼法方面皆獨具特色。

本書一卷，係鍼灸經穴專著。其中有鍼灸歌三十七首，賦六首、論七篇，分別敘述經絡穴位、鍼法、治則、禁忌及子午流注等。另有圖三十六幅，分別描繪十四經循行部位、腧穴名稱及鍼法、臟腑等。所收歌賦中有一些是他書未載者，所繪圖穴亦有與他書相異者，議論雖然較少，尚不乏見地，不但可供鍼灸學員和鍼灸醫師參考，在文獻學上亦有一定價值。

現僅見中醫科學院圖書館藏鈔本冊頁一冊，冊面籤題《手抄秘本銅人圖説》，卷末則書『凌門傳授銅人指穴一卷終』字樣。今據之影印，以饗讀者。

中醫古籍出版社

目録

百症歌

百症俞穴再三用心搃會連于玉枕頭風療以金門懸顱頷厭之中偏頭痛止強間豐隆之際頭疼难禁原夫面腫虛浮須仗水溝前項耳聾氣閉全憑听會翳風面上虫行有驗迎香可取耳中蝉噪有声听會堪攻目眩兮支正飛揚目黄兮陽綱胆俞攀睛攻少澤肝俞之所淚出刺臨泣頭維之處目中漠漠即尋攢竹三間眼覺𥆨𥆨急取養老天柱覌其雀目汗氣睛明行間而細推審他項強傷寒溫溜期門而主治廉泉中衝舌下腫疼堪取天府合谷鼻中吐血宜追耳門絲竹空治牙疼而頃刻頰車地倉穴止口喎于片時喉痛兮液門魚際去療轉筋兮金門丘墟來医俠谿陽谷頷腫口禁並治少商曲澤血虛口渴同施通天去鼻内無之若復溜祛苦乾口燥之悲瘂門関冲舌緩不語而要緊天突间使失音嗫嚅而休遲太衝瀉唇喎以速愈承漿泄牙疼而即移項強多惡風束骨相連于天柱熱病汗不出大都更接于經渠且如

兩髀頑麻少海就傍于三里半身不遂陽陵遠達于曲池建里內關掃尽胸中之
苦悶听會脾俞祛殘心下之悲凄久知脇肋疼痛氣户華盖有靈腹内腸鳴下脘
陷谷能除胸脇肢滿何療章門不用細推膈疼飲蓄难禁亶中巨闕便針胸
滿更加噎塞中府意舍所行胸膈停留瘀血腎俞巨髎宜徵胸滿項強神藏璇璣
已試背連腰痛白環委中曾經脊強兮水道筋縮目眩兮顴髎大迎痓病非顱息
而不治愈臍風須然谷而易醒委陽天池腋腫針而速散後谿環跳腿疼刺而即輕
夢魘不寧厲兌相諧于隱白發狂奔走上脘同起于神門驚悸怔忡取陽交解谿勿悞反張
悲哭仗天衝大橫須精癲疾必身柱本神之令發熱仗少衝曲池之津歲熱時行陶道復
求中俞理風癇常發神道須還心俞寧溫寒溫熱下髎定厥寒厥熱湧泉清寒慄
惡寒二間疏通陰郄暗煩心嘔吐幽門開徹玉堂明行間湧泉主消渴之腎竭陰陵
水分去水腫之臍盈癆瘵傳尸趨魄户高肓之路中邪霍乱尋陰谷三里之程治疸消
黃諧後谿勞宮而看倦言嗜臥往通天大鍾而明咳嗽連声肺俞須明天突穴小便赤

澁兊端独泄太陽経刺長強与承山善主腸風新下血針三陰与氣海専司白濁久遺精且如肓俞横骨泄五淋之久積陰郄後谿治盜汗之長生脾虚谷以不消脾俞膀胱俞覓胃冷食而难化䰟門胃俞堪求鼻痔必取断交癭氣須求浮白大敦照海患寒疝而善蠲五里臂臑主瘰疬而能治至陰屋翳療遍身痒疾之疼多肩髃阳谿消隱疹風班之熱極抑又論婦人经事改常自有地机血海女子少氣漏血不無交信合陽帯下産崩冲門氣冲宜審月潮違限天樞水泉细詳肩井乳癰而極効商丘痔漏而最良脱肛趋百會尾翠之所無子搜陰交石関之鄉中脘主乎積痢外丘收乎大腸寒瘧兮商陽太谿驗痃癖兮冲門血海強夫医乃人之司非志士而莫為針乃理之玄微須人之指教必先究其病源而後攻其穴道随手見功應針取効知玄理之玄始達妙中之妙此篇不尽畧舉其要

玉龍賦

夫參博以為要轉簡而舍煩總玉龍以成賦信金針以獲安原夫卒暴中風頂

門百會腳氣連延里绝三交頭風鼻淵上星可用耳聾腮腫听會偏高攢竹頭維治
目疼頭痛乳根腧府療嗽氣痰哮風市陰市驅腿腳之乏力陰陵陽陵除腿腫之
难熬二白医痔漏間使勦瘧疾大敦去疝氣膏肓補虛劳天并治瘰癧瘾疹神門
治呆痴咲跳咳嗽風痰太淵列缺宜刺尪羸喘促璇璣氣海當知期門大敦治
堅痃疝氣劳宮太陵療心悶瘡痍心悸虛煩刺三里時疫痎瘧尋後谿绝骨三里
陰交腳氣宜此睛明太陽魚尾目症憑茲老者尿多命門腎俞而著艾婦人乳腫少澤
与太陽之可推身柱蠲嗽能除膂痛至陰卻疸善治神疲長強与承山灸痔最妙豐
隆并肺俞痰嗽称奇風門主傷冒寒邪之嗽天樞理感患脾泄之危風池绝骨而療乎
傴僂人中曲池可治其痿傴期門刺傷寒未解經不再傳鳩尾針癇顛已發慎
其妄施陰交水分三里蠱脹宜刺商丘解谿丘墟腳痛堪追尺澤理筋急之不幸
腕骨療手足之难移肩脊痛兮五樞兼于背縫肘攣痛兮尺泽合与曲池風濕搏于
兩肩、髃可療壅熱盛乎三焦関冲最宜手臂紅腫中渚液門要辨脾虛黃胆脘骨中脘何疑傷寒無汗攻復溜宜瀉傷寒有汗取合谷當隨欲調飽滿之氣逆三里可勝要起六脉之沉匿復溜称神照海支溝通大便之秘内庭臨泣理小腹之䐜天突膻中医喘嗽地倉頰車療口喎迎香攻鼻窒為最肩井治臂痛如拏二間治牙疼中魁理翻胃而即愈百劳止虚汗通里療心驚而不差大小骨空治眼爛能止冷淚左右太陽医目痛善治血医心俞腎俞治腰腎虚乏之夢遺人中委中治腰脊痛閃之難制太谿崑崙申脉最療足腫之迍湧泉關元豐隆為治尸劳之例印堂治其驚搐神庭理乎頭風大陵人中頻泄口氣全除帶脉關元多灸腎敗堪攻腿脚重疼針髖骨膝眼行步艱楚刺三里中封太冲取内關与照海医腹疾之塊搐迎香与鼻内消眼热之紅肚痛秘結大陵合外關与支溝腿風湿痛居窌兼環跳与委中上脘中脘治久種之心疼赤帶白帶求中極之異同又若心虚熱壅少冲明于濟奪目昏血溢肝俞辨其虚實當心傳之玄要究手法之疾徐或值挫閃疼痛之不足此為難擬定穴之可祛輯管見以便讀幸高明而無哂諸

灵光賦

黄帝岐伯針法決依他经裏分明説三陰三陽十二经更有两经分八脉灵光典註極幽深
偏正頭疼瀉列缺睛明治眼努肉攀耳聾氣痞听會間两鼻鼽衄針禾髎鼻窒不聞迎
香間治氣上壅足三里天突宛中治喘痰心疼手顫針少海少澤應除心下寒两足拘攣覓陰
市五般腰痛委中安脾俞不動泄丘墟復溜治腫如仙醫犢鼻治癱風邪疾住喘脚痛昆崙愈后跟痛在僕
參求承山筋轉并久痔足掌下去尋湧泉此法千金莫妄傳此穴多治婦人疾男蠱女孕
两痛痊百會鳩尾治痢疾大小腸俞大小便氣海血海療五淋中脘下脘治腹堅傷寒過经期
門穴氣刺两乳求太淵大敦二穴主偏墜水溝間使治邪顛吐血定喘補尺澤地倉補止
两流涎勞宮医得身勞倦水腫水分灸即安五指不伸中渚取頰車可針牙齒愈陰蹻
陽蹻两踝邊脚氣四穴先尋取阴阳陵泉亦主之阴蹻阳蹻与三里諸穴一般治脚氣在
腰玄机宜正取膏肓豈止治百病灸在玄切病須愈針灸一穴数病除學者尤宜加仔細悟
得明師流注法頭目有病針四肢針有補瀉明呼吸穴應五形順四時悟得人身中造化

此歌依旧是筌蹄

攔江賦

擔截之中法数何有擔有截起沉疴我今作此攔江賦何用三車五輒歌先将八法為定例流注之中分次第心胸之病内関擔臍下公孫用法擔頭部須逢尋列缺痰涎壅塞及咽干禁口喉風針照海三稜出血刻時安眼目之症諸疾苦更用臨泣使針擔後谿專治督脉病癲狂此法治還輕申脉能除寒与热頭風偏正及心驚耳鳴鼻衄胸中滿好用金針此穴尋但遇痒麻虚即補如逢疼痛瀉而迎更有傷寒真妙訣三陰須要朝陽经無汗更将合谷補復溜穴瀉好用針倘若汗多流不绝合谷補收効如神四日太陽宜细辨公孫照海一般行再用内関施截法七日期門可用針但治傷寒皆用瀉要知素問坦然明流注之中八造化常将水火土金平春夏井荣宜刺浅秋冬经合更宜深天地四時同此数三才常用記心胸天地人部次第入仍調各部一般匀夫弱婦强亦有鬼婦弱夫强亦有刑皆在本经擔与截瀉南補北亦須分经絡明時知造化不得師傳枉用心不遇至人應不授天宝豈可付非人按定氣血病人呼重搓數十把

針扶戦提揺起向上使氣自流行病自無

席弘賦

凡欲行針須審穴要明補瀉迎隨訣胸背左右不相同呼吸陰陽男女別氣刺兩乳求太淵未應之時瀉列缺列缺頭疼及偏正重瀉太淵無不應耳聾氣痞听會針迎香穴瀉効如神誰知天突治喉風虚喘須尋三里中手連肩脊痛难忍合谷針時要太冲曲池兩手不如意合谷下針宜仔细心疼手顫少海間若要除根陰市安但患傷寒兩耳聾金門听會疾如風五般肘痛尋尺澤太淵針後却収功手足上下針三里食癖氣塊憑此取鳩尾能治五般癇若下湧泉人不死胃中有積刺璇璣三里功多人不知陰陵泉治心胸滿刺到承山飲食思大杼若連長強尋小腸氣痛即行針委中專治腰間痛脚膝腫時尋至陰氣滞腰疼不能立横骨大都宜救急氣海專能治五淋更針三里隨呼吸期門穴主傷寒患六日過经尤未汗但向乳根二肋間又治婦人生産难耳内蝉鳴腰欲折膝下明存三里穴若能補瀉五會間切莫向人容易説睛明治眼未效時合谷光明安可

鈌人中治顛功最高十三鬼穴不須饒水鍾水分兼氣海皮内隨針氣自消冷嗽先宜
補合谷却須針泄三陰交牙疼腰痛併喉痺二間陽谿疾怎逃更有三間腎俞妙善治
肩背浮風勞若針肩井須三里不測之時氣未調最是陽陵泉一穴膝間疼痛用針
燒委中腰痛脚攣急取得其經血自調脚痛膝腫針三里懸鍾二陵三陰交更向太冲須引
氣指頭麻木自輕飄轉筋目眩針魚腹承山崑崙立便消肚疼須是公孫妙内関相應必然
瘳冷風冷痺疾难愈環跳腰間針與燒風府風池尋得到傷寒百病一時消陽明二日尋風
府嘔吐還須上脘高婦人心痛心俞穴男子痃癖三里高小便不禁関元好大便閉塞大
敦燒髋骨腿痛三里瀉復溜氣滞便離腰從來風府最难針却用工夫度浅深倘若
膀胱氣未散更宜三里穴中尋若是七疝小腹痛照海陰交曲泉針又不應時求氣海関
元同瀉効如神小腸氣撮痛連臍速瀉陰交莫在遲良久湧泉針取氣此中玄妙少人
知小兒脫肛患多時先灸百會次鳩尾久患傷寒肩背痛但針中渚得其宜肩
上痛連臍不休手中三里便須求下針麻重即須瀉得氣之時不用留腰連胯痛

急必大便手三里攻其隘下針一瀉三補之氣上攻噎只管在噎不住時氣海灸定瀉一時立便瘥補自卯南轉針高瀉從卯北莫辭勞逼針瀉氣令須吸右補隨呼氣自調左右撚針尋子午抽針行氣自迢迢用針補瀉分明說更用搜尋本與標咽喉是急先百會太冲氣海及陰交李着潛心須讀熟席弘治病最名高

八法八穴歌　西江月

九種心疼涎悶結胸番胃難停酒食積聚胃腸鳴水食氣疾膈病臍痛腹疼脇血脹腸風瘧疾心疼胎衣不下血迷心瀉瀉公孫立應

中滿心胸痞脹腸鳴水瀉脫肛食難下膈酒來傷積塊堅橫脇搶奶女血痛心疼結胸裏急難當傷寒不解結胸堂瘧疾內關獨當

手足中風不舉痛麻發熱拘攣頭風痛腫項腮連眼腫赤疼頭旋齒疼耳聾咽腫浮風搔痒筋牽腿疼脇脹肋肢偏臨泣針時有驗

肢節腫痛臂冷四肢不遂頭風背胯內外骨筋攻頭項眉稜皆痛手足熱麻盜汗破傷眼腫

睛红傷寒自汗表烘々獨會外関為重
手足急挛戰掉中風不語癇癲頭疼眼腫淚連々腿膝背腰痛遍項強傷寒不解牙齒腮腫紅咽手
麻足破又傷牽盗汗後谿先砭
腰背項疼腿腫思風自汗頭疼頭眩赤目痛眉稜手足麻攣臂冷吹乳耳聾鼻衄癇
顛肢節煩憎遍身腫滿汗頭淋申脈先針有驗
痔瘧便腫瀉利吐紅溺血咳痰牙疼喉腫小便难心胷腹疼飲噎產後發強不語腰
疼血疾臍寒列缺乳癰多散死胎不下膈中寒々
喉塞小便淋澁膀胱氣痛腸鳴食黃酒積腹臍疼嘔泄胃番便緊难產昏迷積塊腸
風下血常頻膈中快氣、疾侵照海有功議定

清江引

青囊秘訣傳与尔恁君休浪費声々咱聖言句々咸神议不是妙人休漬与不
是妙人休漬与

十四经步穴歌

太陰肺兮出中府雲門之下一寸許 雲門氣户傍二寸人迎之下二骨 數天府腋下三寸求俠白肘上五寸主尺澤肘中約紋論孔最腕中七寸取列缺腕側寸有半經渠寸口陷中取太淵掌後横紋頭魚際節後散脉舉少商大指内側尋此穴若鍼疾減愈

手陽明經屬大腸 食指内側起商陽 本節前取二間定 本節後取三間強
岐骨陷中尋合谷 陽谿腕中上側詳 腕後三寸定偏歷 五寸之中温溜當
下廉上廉各一寸 上廉比下一寸方 屈肘曲中曲池得 池下二寸三里場
肘髎大骨外廉陷 五里肘下三寸量 臂臑髃下一寸取 肩髃肩端兩骨當
巨骨肩端人骨内 天鼎缺盆之上藏 扶突曲頰下一寸 禾窌五分水溝傍
鼻孔兩傍各五分 左右二穴皆迎香

胃之經兮足陽明 頭維本神五寸尋 下關耳前動脉是 頰車耳下八分鍼
承泣目下七分取 四白一寸不可深 巨髎孔旁八分定 地倉夾吻四分迎
大迎曲頷前二寸 人迎結旁大脉真 水突在頸大觔下 直至氣舍上人迎

氣舍迎下夾天突　缺盆横骨陷中親　氣户俞府旁二寸　至乳六寸又四分
庫房屋翳膺窗近　乳中正对乳中心　次有乳根出乳下　各一寸下不相侵
穴夾幽門一寸五　是穴不容依法数　其下承满至梁门　関门太乙従頭牽
節次續排滑肉门　各丶一寸為君数　天樞正在夾臍旁　外陵樞下一寸當
二寸大巨五水道　帰来七寸以爲将　氣冲曲骨旁三寸　来下鼠上脉中央
髀関兎後六寸分　伏兎市上三寸強　陰市膝上三寸汙　梁丘二寸得其場
膝臏骭下尋犢鼻　膝眼二穴分両傍　膝下三寸求三里　里下三寸上廉地
條口上廉下一寸　下廉條下一寸條　豐隆下廉外一寸　上踝八寸分明記
觧谿冲陽後寸半　冲陽陷上二寸條　陷谷内庭後寸半　内庭次指外间是
厲兊大指次指端　去爪如韮冑所起　姆指内側隱白位　大都節後陷中起
太白核骨下陷中　公孫節后一寸止　商丘有穴属经金　踝下微前陷中是
内踝三寸三陰交　漏谷六寸有次第　膝下五寸為地机　陰陵内側膝輔際

血海分明膝臏上　内廉肉際二寸地　箕门血海上六寸　筋间動脉須詳諦
冲門五寸大横下　三寸三分尋府舍　腹结横下寸三分　大横夾臍非比假
腹哀寸半去日月　直与食竇相連並　食竇天谿及胞鄉　周荣各一寸六者
大包渊液下三寸　出九筋间當记也
少陰心起極泉中　腋下筋間脉入胷　青靈肘節上三寸　少海肘内節後容
灵道掌後一寸半　通里腕後一寸同　陰郄五分取動脉　神門掌後兊冲陰
少府節後勞宫值　小指内側取少冲
手小指端為少澤　前谷外側節前索　節后陷中尋后谿　腕骨陷前看外側
腕中骨下陽谷討　腕上一寸名養老　支正腕後量五寸　小海肘端五分好
肩貞胛下两骨解　臑俞大骨之下保　天宗骨下有陷中　秉風髎後舉有空
曲垣肩中曲胛裏　外俞胛後一寸從　肩中二寸大椎傍　天窗頰下動脉詳
天容耳下曲頰後　顴髎面頰銳端詳　聽耳宫端大如菽　此一為经手太陽

足太陽兮膀胱经　目眥内角始睛明　眉頭陷中攢竹名　曲差二穴神庭伴
五處挟排夾上星　承光五處後寸半　通天絡却一停匀　玉枕横夾于腦户
尺寸當準銅人经　天柱夾項後髮際　大筋外廉陷中是　夾脊相去寸五分
第一大杼二風門　肺俞三椎厥陰四　心腧五椎之下論　督腧膈俞相梯級
第六第七次第五　第八椎下穴無有　肝俞数椎當第九　十椎胆俞脾十一
十二椎下胃俞取　三焦腎俞氣海俞　十三十四十五究　大腸関元俞安量
十六十七椎两旁　十八椎下小腸俞　十九椎下尋膀胱　中膂内俞椎二十
白環二十一椎當　上髎下髎中与下　一空二空夾腰胯　並同夾脊四個髎
載在千金君勿訝　會陽陰尾两旁分　尺寸湏看督脉云　第二椎下外附分
夾脊相去古法論　先從脊後量三寸　不是灸狹能傷筋　魄户三椎膏肓四
四五三分、明是　第五椎下索神堂　第六譩譆外可覩　膈関第七魂門九
陽岡意舍十十一　胃倉肓門屈指彈　椎看十二与十三　志室次之為十四

胞肓十九合参詳 秩邊二十椎下詳
浮郄一寸上委陽 委陽郄与殷門並
此下三寸尋合陽 承筋腨腸中央是
附陽踝上三寸量 金門正在外踝下
申脉分明踝下容 京骨外側大骨下
至陰小指外側逢

腎經起處有其所 湧泉屈足捲指取
谿下五分尋大鍾 水泉谿下一寸許
溜前筋骨取交信 亦曰踝上二寸行
橫骨有陷如仰月 大赫氣穴四滿據
商曲后關上陰都 通谷幽門一寸居
神藏域中入腧府 各一寸六不差殊

承扶臀陰紋中央 殷門承扶六寸直
膕中外廉兩筋鄉 委中膝膕約紋裏
承山腨下分肉旁 飛揚外踝上七寸
崑崙踝後跟骨中 僕參跟骨下陷是
束骨本節後陷中 通谷本節前陷取

然谷踝前大骨下 踝后跟上太谿府
照海踝下陰蹻生 踝上二寸復溜名
築賓六寸腨分處 陰谷膝下著骨輔
中注肓俞正夾臍 六穴五寸各一數
幽門半寸夾巨闕 步廊神封過靈墟
欲知俞府幾何分 璇璣之旁各二寸

厥陰心包何處得 乳後一寸天池索 天泉腋下二寸求 曲澤内紋尋動脈

郄門去腕五寸通 間使腕後三寸逢 内関去腕纔二寸 太陵掌後两筋中

勞宮掌中屈指取 中指之末取中衝

三焦名指外関衝 小次指間名液門 中渚次指本節後 陽池表腕上陷存

腕上二寸外関絡 支溝腕上三寸約 會宗腕後三寸空 須詳一寸毋令錯

肘前五寸臂大脉 外廬陷中三陽絡 四瀆骨外並三陽 天井肘上一寸側

肘上二寸清冷淵 消濼臂外肘分索 臑會肩頭三寸中 肩髎肩端臑上通

天髎盆上毖骨際 天牖傍頸後天容 翳風耳後尖骨陷 瘈脉耳后鷄足逢

顱顖耳後青絡脉 角孫耳角間有空 絲竹眉頭陷中看 窌禾耳前兑髮同

耳門耳殊當耳缺 此穴禁針分明說

少陽童髎起目外 耳前陷中尋听會 上関耳前開口空 頷厭腦空上廬端

懸顱正在曲角端 懸釐腦空下廬看 曲鬢偃耳正尖上 率谷曲鬢半寸安

本神耳上入髮際　四分平横向前是　曲差之傍各一寸　陽白眉上一寸記
臨泣有穴當兩目　直入髮際五分屬　目窗正宮各一寸　承灵正後寸五録
天衝耳上二寸居　浮白髮際一寸符　竅陰枕下動有空　腕骨耳後四分通
腦空正夾玉枕骨　風池後髮際陷中　肩井大骨前寸半　淵液脉下三寸接
輒筋平前却一寸　日月京門二寸半　直下五分細求之　京門監骨腰間看
帶脉季脇寸八分　五樞帶下三寸間　維道五寸三分浮　居窌八寸三分尋
脇堂腋下看二肋　環跳髀樞宛宛論　兩手着腿風市謀　膝上五寸中瀆摟
陽關陽陵上三寸　陽陵膝下一寸求　陽交外踝斜七寸　踝上七寸尋外丘
光明除踝上五寸　陽輔踝上四寸收　懸鍾三寸看絶骨　坵墟踝前陷中出
臨泣寸半后夾谿　五會一寸又早卒　夾谿小次岐骨間　竅陰足小次指端
大敦姆指看毛聚　行門逢尖動脉處　節后有絡亘五位　太冲之脉堪承據
中封正在内踝前　蠡溝踝上五寸注　中都正在復溜宮　陰陵膝尖兩折中

膝關犢鼻下二寸　曲泉紋頭兩筋逢　陰包四寸膝臏上　內廉筋間索其當
五里氣沖四寸半　直下三寸陰股內　羊矢兩裏三分下　陰廉膝下橫紋胯
羊矢氣沖旁一寸　分明有穴君可問　章門臍上二寸量　橫取八寸開兩旁
期門乳旁各一寸　直下二寸兩肋詳
會陰正在兩陰間　曲骨臍下毛際安　中極臍下四寸取　三寸關元二石門
氣海臍下一寸半　後交臍下一寸論　分明臍內號神闕　水分一寸後上列
下脘建里中上脘　各各一寸為君說　巨闕上脘上寸半　鳩尾蔽骨五分按
中庭膻中寸六分　膻中兩乳中間看　玉堂紫宮及華蓋　相去各寸六分弄
華蓋機下一寸量　璇璣突下一寸當　天突結下宛宛取　廉泉頷下骨尖旁
承漿頤前唇稜下　任脉之部宜審詳
督脉齦交唇縫鄉　兌端正在舌中央　水溝鼻下溝內索　素髎宜向鼻端詳
頭形北高面南下　先以前後髮際量　分為一尺有二寸　髮上五分神庭當

庭上五分上星位　顖位星上一寸強　上至前頂一寸半　寸半百會居中央
神聪百會四面取　各開一寸風癇主　後頂強間脑户三　相去各是一寸五
後髮五分定瘂門　門上五分是風府　上有大椎下尾骶　分為二十有一椎
古来自有折量法　灵樞凛〻不可欺　九寸八分〻之七　二之七節如是椎
大椎第一節上是　第二節下陶道知　身柱第三椎節下　神道第五無足疑
灵臺第六至陽七　筋縮第九之下思　脊中懸樞命門穴　十一十三十四節
陽関鎮住十六椎　二十一下腰俞窥　其下長強伏地取　此穴針之去痔根

十四経周身歌

手中太陰肺经先　中府雲門天府寒　侠白尺泽孔最便　列缺经渠太渊泉
魚際少商十一穴　寄与医人仔细看
手中陽明大腸经　商陽二門三門明　合谷陽谿偏歷遍　温溜下廉上廉清
三里曲池肘髎去　五里臂臑肩顒遇　巨骨天鼎扶突来　禾窌迎香從此住

足中陽明是胃経　頭維下関頰車奔　承泣四白巨髎順　地倉大迎人迎呑
水突氣舍缺盆接　氣户庫房屋翳論　膺窓乳中乳根近　不容承滿梁門分
関門太乙滑肉門　天樞外陵大巨陳　水道帰来氣冲接　髀関伏兎陰市詢
梁丘犢鼻三里近　上巨虚兮條口因　下巨虚兮豐隆位　解谿冲陽陷谷親
内庭厲兌胃経尽　穴名次取湊成文
足中太陰脾経篇　隱白大都太白仙　公孫商丘三陰交　漏谷地機陰陵泉
血海期門冲門近　府舍腹結大横連　腹哀食竇天谿去　胷郷周栄大包全
手中少陰起心経　極泉青霊少海通　灵道通里陰郄徃　神門少府少冲終
手中太陽小腸経　少澤前谷後谿迎　腕骨陽谷养老穴　支正少海肩真灵
臑俞天宗穴之正　秉風曲垣穴之所　肩外俞与肩中俞　天窓天容顴窌称
聽宮過了腸経完　三十八穴銅人定
手中太陽膀胱経　睛明攢竹曲差行　五處承光通天近　絡却玉枕天柱逢

大杼風門肺俞是
厥陰俞与心俞通
膈俞肝俞及膽俞
脾俞胃俞三焦俞

腎俞氣海大腸俞
関元俞感小腸俞
膀胱俞中膂内俞
白環俞与上髎俞

次髎中髎与下髎
會陽附分魄門高
膏肓神堂譩譆承
膈関魂門陽綱迎

意舍胃倉肓門接
志室胞肓秩邊清
承扶殷門浮郄去
委陽委中合陽明

承筋承山飛揚急
附陽金門崑崙軽
僕參申脉京骨動
束骨通谷至陰平

足中少陰腎中起
湧泉然谷太谿理
大鍾照海水泉流
復溜交信築賓喜

陰谷横骨大赫光
氣穴四滿中注長
肓俞商曲石関遠
陰都通谷幽門涼

歩廊神封灵虚堂
神藏彧中俞府鄉

手中厥陰心胞経
天池天泉曲澤停
郄門間使内関往
太陵劳宫中冲平

手中少陽是三焦
関冲液門中渚朝
陽池外関支溝引
會宗三陽絡四瀆

天井清冷渊消濼
臑會肩髎天髎名
天牖翳風瘈脉連
顱顖攅竹空自度

角孫禾窌耳門中
四十六穴都無錯

足中少陽胆經最 童子髎兮多听會 客主人兮頷厭端 懸顱懸釐曲鬢播
率谷天冲浮白伴 竅陰脘骨本神懽 陽白臨泣目窓管 正營承灵脳空瞞
風池肩井輒筋間 日月京門帶脉安 五樞維道兼居窌 環跳風市中瀆闕
陽關陽陵泉陽交 外丘光明陽附討 懸鍾坵墟地五會 俠谿竅陰胆经了
足中厥陰肝經是 大敦行間太冲始 中封蠡溝中都傳 膝關曲泉陰包絡
五里陰廉至羊矢 章門直到期門止
任脉陰海循腹胷 會陰曲骨中極從 關元石門氣海穴 復交神闕水分宮
下脘建里中脘近 上脘巨闕鳩尾逢 中庭膻中玉堂去 紫宮華蓋璇璣通
天突廉泉承漿動 二十四穴任脉終
督脉陽綱行背中 齦交兌端水溝中 素窌神庭上星位 顖會前項百會崇
後項強間腦戶近 風府瘂門大椎通 陶道身柱神道大 灵臺至陽筋縮空
脊中懸樞命門穴 陽關腰俞長強終

十二経脉歌

手太陰肺中焦主
下絡大腸出賁門
上膈属肺従肺系
系横出腋臑中行
肘臂寸口上魚際
大指内側爪甲根
支絡還従腕内出
接次指属陽明経
此経多氣而少血
是動則病喘咳發
肺脹膨膨缺盆痛
两手交瞀為臂厥
所生病者為氣咳
喘渇煩心胸満結
臑臂之外前廉痛
小便頻数掌中熱
氣虚肩背痛而寒
氣盛亦疼風汗出
欠伸少氣不足息
遺失無度溺色赤
陽明之脉手大腸
次指内側起商陽
循指上廉出合谷
両筋岐骨循臂肪
入肘外廉循臑外
肩端前廉柱骨旁
従肩下入缺盆内
絡肺下膈属大腸
支従缺盆直上頸
斜貫頬前下歯當
環出人中交左右
上侠鼻孔注迎香
此経氣盛血亦盛
是動頸腫并歯痛
所生病者為鼻衄
目黄口乾喉痺生
大指次指難為用
肩前臑外痛相仍
氣有餘兮脉熱瘇
虚則寒慄病偏增
胃足陽明交鼻起
下循鼻外下入歯
環出侠口繞承漿
頤後大迎頬車裏

耳前髮際至額顱　支下人迎缺盆底　下鬲入胃絡脾宮　直者缺盆下乳内
一支幽門循腹裏　下行直合氣冲中　遂由髀関抵膝臏　䯒跗中指内関同
一支下膝注三里　別出中指外関通　一支別走足跗指　大指之端經尽矣
此經多氣復多血　是動欠伸面顏黑　淒淒惡寒畏見人　忽聞木聲心驚惕
登高而歌棄衣走　甚則腹脹仍賁響　凡此諸疾皆骭厥　所生病者為狂瘧
温温汗出鼻流血　口喎唇裂又喉痺　膝臏疼痛腹脹結　氣膺伏兎䯒外廉
足跗中指俱痛徹　有餘消穀溺色黃　不足身前寒振慄　胃房脹滿食不消
氣盛身前皆有熱

太陰脾起足大指　上循内側白肉際　核骨之後内踝前　上腨循䯒脛膝裏
股内前廉入腹中　屬脾絡胃与鬲通　俠喉連舌散舌下　支絡從胃注心宮
此經氣盛而血衰　是動其病氣所為　食下即吐胃脘痛　更兼身体痛難移
腹脹善噫舌本強　所生病者舌亦痛　体重不食亦如之　煩心心下仍急痛

泄水溏瘕寒瘧随　不卧強立股膝腫　疸發身黄大指痿

手少陰経起心中　下鬲直與小腸通　支者還從肺系走　直上咽喉繫目瞳

直者上肺出腋下　臑後肘内少海從　臂内後廉抵掌中　銳骨之端注少冲

多氣少血属此経　是動心疲痛難忍　渴欲飲水咽乾燥　所生脇痛目如金

脇臂之内後廉痛　掌中有热向経尋

手太陽経小腸脉　小指之端起少澤　循手外廉出踝中　循臂骨出肘内側

上循臑外出後廉　直過肩解繞肩甲　交肩下入缺盆内　向腋絡心循咽嗌

下鬲抵胃属小腸　一支缺盆貫頸頰　至目銳眥却入耳　復從耳前仍上頰

抵鼻外至目内眥　斜絡与顴别絡接　此経少氣還多血　是動則病痛咽嗌

頷下腫兮不可顧　肩如拔兮臑如折　所生病主肩臑痛　耳聾目黄腫腮頰

肘臂之外後廉痛　部分猶當細分别

足経太陽膀胱脉　目内眥上起額尖　支者巔上至耳角　直者從巔腦後懸

絡腦環出別下項　仍循肩髆夾脊邊
貫臀斜入委中穴　一支髆内左右別
下貫腨内外踝後　京骨之下指外側
項如拔兮腰似折　髀強痛徹脊中央
所生瘧痔小指廢　頭顖頂痛目色黄
足經腎脉屬少陰　小指斜趨湧泉心
出膕内廉上股内　貫脊屬腎膀胱臨
支者從肺絡心内　仍至胸中部分深
喘嗽吐血喉中鳴　坐而欲起面如垢
所生病者為舌乾　口熱咽痛氣賁逼
痿厥嗜臥体怠惰　足下熱痛皆腎厥
手厥陰心主起胸　屬包下鬲三焦宮

抵腰膂腎膀胱内　一支下與後陰連
大髀夾脊過髀樞　臂内后廉膕中合
此經血多氣又少　是動頭疼不可當
膕如結兮腨如裂　是為踝厥筋乃傷
腰尻膕腳疼連背　淚流鼻衄及顛狂
然谷之下内踝後　別入跟中腨内侵
直者屬腎貫肝鬲　入肺循喉舌本尋
此經多氣而少血　是動病饑不欲食
目視䀮䀮氣不足　心懸如飢常惕惕
股内後廉并脊疼　心腸煩痛疸而澼
支者循胸出脇下　脇下連腋三寸同

仍上抵腋循臑内　太陰少陰兩經中　指透中冲支者别　小指次指絡相通
包絡少氣原多血　是動則病手中热　肘臂攣急腋下腫　甚則胞脅支滿結
心中澹澹或大動　善笑目黄面赤色　所生病者為煩心　心痛掌热病之前
手經少陽三焦脉　起自小指次指端　兩指岐骨手腕表　上出臂外兩骨间
肘後臑外循肩上　少陽之後交别傳　下入缺盆膻中分　散絡心包膈裡穿
支者膻中缺盆上　上項耳後耳角旋　屈下注頤仍注頰　一支出耳入耳前
去从上関交曲頰　至目内眥乃尽焉　三焦少氣還多血　是動耳鳴喉腫痹
所生病者汗自出　耳後痛兼目銳眥　肩臑肘臂尽皆疼　小指次指亦如廢
足脉少陽胆之經　始从兩目銳眥生　抵頭循角下耳後　腦空風池次茀行
手少陽前至肩上　交少陽右上缺盆　支者耳後貫耳内　出走耳前銳眥循
一支銳眥大迎下　合手少陽底項根　下加頰車缺盆合　入胸貫膈絡肝經
屬胆仍从脇裏過　下入氣冲毛際縈　横入髀厭環跳内　直者缺盆下腋膺

過季脇下髀厭內　出膝外廉是陽陵　外輔絕骨踝前過　足跗小指次指分
一支別從大指去　三毛之際接肝經　膽經多氣而少血　是動口苦善太息
心脇疼痛難轉移　面塵足熱体無澤　所生頭痛連銳眥　缺盆腫痛并兩腋
馬刀挾瘿生兩旁　汗出振寒咳瘧疾　胸脇髀膝至胻骨　絕骨踝痛及諸節
厥陰足脉肝所終　大指之端毛際叢　足跗上廉太冲分　踝前一寸入中封
上踝交出太陰後　循膕內廉陰股衝　環繞陰氣抵小腹　夾胃屬肝絡膽逢
上貫膈裏布胸肋　頰喉頂顙目係同　脉上巔會督脉出　支者還生目係中
下絡頰裏環唇內　支者便從膈肺通　此經血多氣少焉　是動腰疼俛仰难
男疝女人小腹腫　面塵脫色及咽乾　所生病者為胸滿　嘔吐動泄小便难
或時遺溺并狐疝　臨症還須仔細看

十五络脉歌

人身絡脉十有五　我今逐一從頭數　手太陰絡為列缺　手少陰络為通里

手厥陰絡為内関　手太陽絡支正是
手陽明絡偏歷當　手少陽絡外関位
足太陽絡号飛揚　足陽明絡豊隆係
足少陽絡是光明　足太陰絡公孫寄
足少陰絡為大鍾　足厥明絡蠡溝配
陽督之絡稱長強　陰任之絡号屏医
脾之大絡大包是　十五络穴君須記

千金十一穴歌

三里内庭穴肚腹中妙訣曲池与合谷頭疼痛可徹腰背痛相連委中崑崙穴胞項如有痛後谿并列缺環跳与陽陵膝前兼腋脇可補即畄久當瀉即踈泄
三百六十名十一千金穴

孫思邈十三鬼穴歌

百邪顛狂所為病針有十三穴須認凡針之体先鬼宫次針鬼信無不應一〻從頭逐一求男從左起女從右一針人中鬼宫停左边下針右出針第二手大指甲下名鬼信刺三分深三針足大指甲下名曰鬼壘入二分四針掌後太陵穴八寸五分

名鬼心五針申脉名鬼路火針三下七鋥〻第六却尋大杼上入髮一寸名鬼枕七刺耳垂下五分名曰鬼狀針要温八針承漿名鬼市從左出右君須記九針間使鬼路上十針上星名鬼堂十一陰下縫三壯女玉門頭名鬼藏十二曲池爲鬼哭火針仍要七鋥〻十三舌頭當舌中此穴須名是鬼封手足兩边相对刺若逢孤穴只單通此是先師真妙訣猖狂惡鬼走無踪

長桑君天星秘訣歌

天星秘訣少人知此法專分前後施若是胃中停宿食後尋三里起璇璣脾病血氣先合谷後刺三陰交莫遲如中鬼邪先間使手臂攣痺取肩髃脚若轉筋并眼花先針仍山次內踝脚氣酸疼肩井先次尋三里陽陵泉如使小腸連臍痛先次陰陵後湧泉耳鳴腰痛先五會次針耳門三里內小腸氣痛先長強後針大敦不要忙足緩難行先絕骨次尋條口及沖陽牙疼頭痛兼喉痺先刺二間後三里胸鬲痞滿先陰交針到承山飲食喜肚腹浮腫脹膨〻先針水分泄建里傷寒過經不出汗期門通里先後看寒瘧面腫及腸鳴先取合谷後內庭冷風濕痺針何

屢先取環跳次陽陵指痛攣急少商好依法施之無不靈

馬丹陽天星十二穴歌

三里足膝下三寸兩筋間能除心腹痛善治胃中寒腸鳴并聚積中滿脚筋疼傷寒羸瘦弱氣蠱治諸般人過三旬後針灸眼重观取穴牽足取去病不為难

内庭足指内胃脘屬陽明善療四肢厥喜靜惡聞声耳内鳴喉痛數欠及牙疼瘧疾不思食針後便醒〻

曲池曲肘裏曲骨陥中求能治肘中痛偏風半不收喉閉促欲死發熱更无休遍身風癬癩針後即時瘳

合谷在虎口兩指岐骨間頭疼并面腫瘧疾熱還寒軆熱身出汗目暗視朦朧牙疼并鼻衄口禁更难言針入看深淺令人病自安

委中曲腘裏動脉正中央腰重不能舉沉〻脚脊梁風癎及筋轉熱病不能當膝頭难伸屈針入即安康

承山在魚腹 腨腸分内間 善理腰疼痛 痔疾大便难 脚氣足下腫 兩足盡寒疼 霍乱

轉筋急 穴中刺即安

太衝足大指 節後二寸中 動脉知生死 能医鷩癎風 咽喉并心脹 兩足不能行 七疝偏

墜腫 眼目似雲朦 亦能療腰痛 針下有神功

崑崙足外踝 後跟微脉尋 膞重腰脊痛 陽踝更連陰 頭疼脊背急 暴喘满中心 踏地行不

得 須尋此穴針

環跳在足痺 側卧不足舒 上足屈乃得 針能瘥瘻軀 冷风并冷痺 身体似绳拘 腿重

喘痛甚 此穴最扶危

陽陵泉膝下 外廉一寸中 膝腫并麻木 起坐腰背重 面腫胸脇满 冷痺与偏风 努力

坐不得起 卧似衰翁 針入五分後 神功实不同

通里腕骨後 掌後一寸中 欲言浇不出 懊惱及怔忡 實則四肢重 頭腮面頰紅 平

声仍欠数 喉閉氣难通 虚則不能食 暴瘖面無容 金針微微刺 方信有神功

列缺腕側上塭指手交叉專療偏頭患偏風肘木麻痰涎頻壅上口噤不開牙若能明此理應手疾如拿

秋夫療鬼十三穴歌

人中神庭風府始舌縫承漿頰車次少商太陵間使連乳中陽陵泉有據隱白行間不可差十三穴是秋夫置

回陽九針歌

瘂門勞宮三陰交湧泉太谿中脘接環跳三里合谷并此是回陽九針穴

奇門經八脉歌

督脉起自下極俞並於脊裏上風府過腦額鼻入齦交為陽脉海多綱要

任脉起於中極底上腹循喉承漿裏陰脉之海任所為

衝脉出胞至胸止從腹會咽絡口唇女人成經為血室脉並少陰之腎經與任督本於陰會三脉並起而異行

陽蹻起足之跟裏循外踝上入風池　陰蹻內踝

循喉嗌本足陰陽脉別支　諸陰交起陰維穴發足少陰築賓郄　諸陽會起陽維脉太陽之郄金門是　帶脉周廻季脇間會於維道足少陽所謂奇經之八脉維繫諸經乃順常

八脉交會八穴歌

公孫衝脉會心胞內関陰維下揔同臨泣胆經連帶脉陽維目銳外関逢後谿督內連背頸申脉陽蹻絡亦通列缺肺任行脉係陰蹻照海鬲喉嚨

八穴相所合歌

公孫偏与內関合列缺能消照海痾臨泣外関分主客后谿申脉止相和左針右病知高下以意通經廣按摩補瀉迎隨分逆順五形八法是真科

十二经本一脉歌

中焦肺起脉之宗出手大指之端冲大腸即起手次指上行環口交鼻裏胃经原又下鼻交出足大指之端毛脾脉就起指端上注手心中少陰向心经中之入掌循

手内端出小指行小腸從手小指起上斜絡肝目內眥膀胱経從目內生至足小指外側行腎脉動手小指下起注胸中过腹膀心胞出處又連胃循手小指次指中三焦起次指側環走耳前目銳息膽家接生目背傍走足大指三毛上足肝就起三毛際注入肺中循不已

十二経穴起止歌

手肺少商中府起大腸商陽迎香二足胃厲兑頭維三脾部隱白大包四膀胱睛明至陰間腎经湧泉俞府位心包中冲天池随三焦関冲耳門继胆家竅陰童子髎厥肝大敦期門已手心少冲極泉来小腸少泽聽宮去

八會穴歌

府會中脘藏章門筋會陽陵髓绝骨、会大杼凤膻中血會鬲俞太渊脉

七募穴歌

肝募期门脾章门腎募京門心巨闕天樞闌元大小腸胆募當记在日月

四揔穴歌

肚腹三里留 腰背委中求 頭項尋列缺 面口合谷收

十二经納天干歌

甲胆乙肝丙小腸丁心戊胃己脾鄉庚属大腸辛属肺壬属膀光癸腎藏三焦
亦向壬中寄包絡同歸入癸方

十二経納地支昼夜流注歌

肺寅大卯胃辰经脾巳心午小未中申旁酉属心包戌亥三子胆丑肝通

血忌歌

行針須要明血忌正丑三寅二之未四申五卯六酉宫七辰八戌九居巳十亥十
一日午當臘子更口逢月閑

年尻神歌

一踝二牙腨三頭乳口間四肩尾尻骨五背面耳难六在手膊上七當腰

項前八須防膝肋九肘脚症連

月尻神歌

一足鼻柱手小指二踝髮際外踝位三股牙齒足及肝四腰胃脘陽明手五口遍身足陽明六掌手胞前又在胷七内踝連氣冲膝八腕股内及陰中九尻在足膝脛後十背内踝足趺中

十二經原穴歌

甲出丘墟乙太冲丙居腕骨是原中丁出神門原内過戊胃冲陽氣可通己出太白庚合谷辛原本出太淵同壬歸京骨期中過癸出太谿原穴逢三焦壬是陽池穴包絡太陵癸又重

脚不過膝手不過肘

陽日陽時氣在前血在後兮脉在边陰日陰時血在前氣在後兮脉在原陽日陽時針左轉先取陽经府病看陰日陰時針右轉行屬陰经藏府痊

榮衛所生歌

上焦如霧中焦露穀入於经胃脉分氣血周流行上下陰陽宗氣此中明

行針指要歌

或針風須向風門氣海中或針水水分夾臍臍邊取或針結針着大腸泄水穴或針勞須向風門及膏肓或針虛氣海丹田委中奇或針氣膻中一穴分明記或針嗽肺俞風門須用灸或針痰先針中脘三里間或針吐中脘氣海膻中補翻胃吐食一般針、中有妙人知少

禁針穴歌

禁針穴道要先明腦户總會及神庭絡却玉枕角孫穴顱顖承泣隨承灵神道靈臺膻中忌水分神闕并會陰橫骨氣冲手五里箕門承筋并青灵更加臂上三陽絡二十二穴不可針孕婦不宜針合谷三陽交內亦通論石門針灸應須忌女子終身無妊娠外有雲門鳩尾列缺主客人莫深肩井深時人悶倒三里

急補人還平

禁灸穴歌

禁灸穴道四十五　承光瘂門及風府天柱素髎臨泣上睛明攢竹迎香数禾髎顴髎絲竹空頭維下關并脊中肩貞心俞白環俞天牖人迎共乳中周荣淵腋并鳩尾腹哀少商魚際位經渠天府及中冲陽關陽池地五會隱白漏谷陰陵泉條口犢鼻無陰市伏兎髀關委中穴殷門申脉承扶忌

六十六穴流注歌

少商魚際与太淵經渠尽泽肺相連商陽二三間合谷陽谿曲池大腸原厲兑内庭陷谷胃衝陽觧谿三里隨隱白大都太白脾商丘陰陵泉要知少冲少府屬于心神門灵道少海尋　少澤前谷後谿腕陽谷小海小腸經至陰通谷束京骨崑崙委中足膀胱湧泉然谷太谿穴復溜陰谷腎之詳　中冲劳宫心包絡太陵間使曲澤傳關冲液門并中渚陽池支溝天井原竅陰俠谿臨泣胆坵墟陽輔

陽陵泉大敦行間大冲看中封曲泉屬手肝

子午流注逐日按時定穴歌

甲時竅陰前陷谷坵墟陽陵谿委中續巳合隱白㒷際連太谿中冲少海屬

乙時大敦少府始太白经渠陰谷止庚合商陽与通谷臨泣合陽谷三里

丙時少澤內庭三腕骨崑崙陽陵泉辛谷少商然谷穴太冲灵道陰陵泉

丁時少冲大都先太淵復溜并曲泉壬合至陰侠谿京骨解谿曲池邊

戊時厲兌二束骨冲陽、輔小海入癸合湧泉行間濱神門商丘兼尺澤陽

干關冲液門靜中渚陽池支溝井陰干中冲勞宮前太陵間使曲澤並

雜病十一穴歌

攢竹絲竹主頭疼偏正皆宜向此針更去大都除瀉動風池刺入三分深曲

池合谷先針瀉永与除痾病不侵　頭風頭痛与牙疼合谷三間兩穴尋更

向大都　針眼痛太淵穴內用針行牙疼三分針呂細依前指要更分明更

推大都左之右交 互相迎仔細行　　聽會兼之与听宫七分針瀉耳中聾耳門入瀉
三分許更加七壯灸听宫大腸經内將針瀉曲池合谷七分中醫者若是明此理針下之時
就見功　肩背并及肩膊疼曲池合谷七分深未愈尺澤加一寸更于三間次第行各入
七分与穴内少風二府念心經　咽喉之下至于臍胃脘之中百病危心氣痛時胎
结梗傷寒嘔噦悶涎隨列缺下針三分許三分針瀉到風池手足三間并三里
中冲再刺五分依汗出頻來刺腕骨五分針瀉要君知　魚際經渠并通里一分
針瀉汗淋漓足指三間及三里大指各刺五分宜入汗至時通變脉有人明此是良
醫　四肢無力中邪風眼澁难開百病攻精神昏倦多不語風池合谷用針通兩
手三間隨后瀉三里兼之与太冲各入五分于穴内迎隨得法有神功　風池手足指
諸間右瘓偏風左曰癱各刺五分隨后泄更灸七壯便身安三里陰交行氣瀉一寸
三分量病看每穴又加三七壯自然癱瘓即時安　瘧疾將針刺曲池經渠合谷共相
宜五分針刺于二穴瘧病纏身便得離未愈更加三間刺五分深刺莫憂疑更兼氣

痛增寒熱間使行針莫用遲　腿胯腰疼痞氣攻髖骨穴內七分容更針風市兼三里一寸三分補瀉同又法陰交泄一寸行間仍刺五分中剛柔進退隨呼吸去病除痾撚指功　肘膝疼時刺曲池進針一寸是相宜左病針右右針左依此三分瀉氣奇膝痛三分針犢鼻三里陰交要七次但能仔細尋其理除病之功在片時

補瀉雪心歌

行針補瀉分寒熱瀉寒補熱須分別撚指向外瀉之方撚指向內補之訣瀉左須將大指前瀉後大指當後拽補左大指向前搓補右大指往下拽如何補瀉有兩般蓋是經絡兩边發補瀉又要識迎隨隨則為補迎為瀉古人補瀉左右分今人乃為男女別男女經脉一般生晝夜循環無暫歇兩手陽經上走頭陰经胞走手指輙兩足陽经頭走足陰經足走腹中結隨則針頭隨经行迎則針頭迎经奪更有補瀉定呼吸吸瀉呼補真奇絶補則呼出却入針要知針用三飛法氣至出針吸氣入疾而一退急捫穴瀉則吸出方入針要知血氣通身達氣至出針呼氣出

徐而三退穴開揲此訣出在梓桑君我今授汝心已雪正是補瀉玄中玄莫向人前容易說

周身血氣歌

人身血氣無暫息動靜周流在呼吸呼行三寸吸亦然一息定行六寸脉二百七十息數未脉行六十丈二尺積此周身一度過補瀉分明知滑澁試问一時吸幾何千一百二廿五的脉行六十七丈五四度周身尚餘刻更將餘刻為君明四十五息二丈七晝夜循環息幾何一萬三千兼五百脉行八百一十丈度行五百周身畢此是平人血氣歌遲寒数熱难同則

生成歌

天一生水地六成地二生火天七成天三生木地八成地四生金天九成天五生土地十成　此何圖五形生成之數一三五七九者奇也屬之天二四六八十者偶也屬之地一二三四五六七八九十者数何以能生出五形未蓋自天地開闢

之後落下便有水此天一地六所生成也如父母生子頭生男女苐行曰一

故曰一六也苐二胎生男女苐行曰二是二七生火餘皆如此曰生成

生此如父之資始曰成始如母之胎育也

六十六穴流注歌

假令甲日胆為井竅陰始起戌上頭丙子小腸前谷住寅時陷谷胃经遊本原過啓坵墟穴陽谿辰上大腸流委中壬午膀胱注甲申三焦関冲求　乙日肝家原出井酉時初起大敦行丁亥心经流少府已丑脾经太白生辛卯肺行经渠上癸巳陰谷腎之经要知血納包络處已未流注中冲迎　丙日小腸何處起丙申位上少澤當戊戌内庭流胃胱庚子三間注大腸子上腕骨原過處崑崙寅上屬膀胱胆家甲辰陰陵位丙午三焦氣納鄉　丁日心家出井中丁未之時過少冲已酉大都脾上位肺行辛亥太淵送癸丑腎居復溜位曲泉卯乙注肝宮丁巳流于包絡上厥陰主起中冲　戊日胃井却如何戊午先送厲兑過庚申二間是膀胱束骨戌無差取過為原冲陽位甲子胆经陽輔刺丙寅小海小腸合三焦氣納戌辰多　已日脾家井

要知隱白巳巳起根基辛未肺经注魚際癸酉腎经是太谿肝经巳亥中封穴丑時少海在心移巳亥心包定無異陰陽消息要躊躇　庚日大腸向井求商陽辰土起為頭壬午膀胱流通看甲申臨泣胆中遊若問其原是合谷丙戌陽谷小腸流戊子三里胃為合寅時三焦更未休　辛日肺井何處輪少商辛卯最分明癸巳腎经然谷穴乙未肝蔵太冲臨丁酉心是寔道上陽陵泉亥是脾经辛丑之時屬包络遂穴流注要思尋　壬属膀胱井何看壬寅生井注至陰辰上侠谿行胆位小腸丙午后谿端京骨穴中原所過觧溪申上胃相連庚戌大腸曲池合壬子三焦非前原　癸日腎井何方是湧泉癸亥起為頭乙丑肝家行间内神门丁卯在心牧己巳商丘脾過處辛未尺泽肺家求酉時血納心包络始信陰陽不暫留

六十六穴妙难求十二经中仔细搜井荥俞经合五位木火土金水注流遂经子母

相生過昼夜循環无尽頭

十経氣血皆出為井入為合各注井荥俞経合無休已 二曰脉有十二経 又曰何只言十経其餘二経不言者何 荅曰 其二経者三焦是陽氣之父心包络是陰血之母此二经盖重水係五行所攜主受納十經血氣養育故只言十經陰陽二脉 逐日各注井荥俞経合各五時辰畢則歸其本 此二經亦各注井荥俞經合五穴方知十二經之遍行也

標幽賦

拯救之法妙用者針　言救病之功莫妙于針刺　察歲時於天道　夫人身有十二经三百六十節以應一歲十二月三百六十日歲者素问云必先歲氣無伐天和是謂至治時者四時也經云四時者所以分春夏秋冬之氣所在以調之也天道者經云天氣温和則經水安静天寒地凍則経氷凝滞天暑地熱則经水沸溢卒風暴起則經水沸而隴起又天温日明則人血淖液而衛氣浮故血易泄氣易行天寒日陰則人血凝滞而衛氣沉月始生則氣血始精衛氣始行月廓滿則氣血实肌肉堅月廓空則肌肉减经絡虚衛氣去形独居是以因天時而調氣血也　定形氣于予心　此言用針者當識歲時之氣候察天道之寒温月廓之盈虧以定患人形之肥瘦氣之虚实于我心实則瀉之虚則補之以平調為期斯則形氣已得予心而所謂順天之道也　春夏瘦而刺淺秋冬肥而刺深　内經云病有浮沉刺有深淺各正其理無過其道過之則内傷

不及則外壅〻則邪從之深淺不得反為大賊内傷五臟後生大病故曰春病
在毫毛腠理夏病在皮膚故春夏之氣在外人之氣亦輕浮肌肉瘦薄血氣
未盛凡刺者應當淺取之秋病在肌肉冬病在筋骨故秋冬之氣收藏在内人氣
亦藏肥肉肥厚血氣充滿凡刺者故當深取之　不窮经络陰陽多逢刺禁
經有十二经络有十五络陰陽者天之陰陽平旦至日中天之陽〻中之陽也曰
中至黄昏天之陽〻中之陰也合夜至鷄鳴天之陰〻中之陰也鷄鳴至平
旦天之陰〻中之陽也人之陰陽則外為陽内為陰身之陰陽則背為陽腹
為陰手足皆以赤白際分之言臟腑之陰陽則藏為陰府為陽是以春夏
之病在陽秋冬之病在陰皆視其所在與施針石也　既論臟腑虚實
須向經尋　臟居身内經络行身外其藏府之虚实既定乃取其经而治之
虚則補其母实則泄其子如心病虚則補肝木实則泄脾土又本经亦有
子母如心之虚取少海以補之实則取少府泄之又如太陽肺属金病实

則泄本經之合水尺澤水是子虛則補本经之俞土太淵土是母故曰須向經尋諸經皆然並不離五形相生之理也　原夫起自中焦水初下漏太陰為始至厥陰而方终穴出雲門抵期門而最後　此言平人氣血氣脉行于十二经為周身除任督之外計三百九十三穴一日一夜有百刻分于十二時每一時有八刻二分每一刻計六十分一時共計五百分起至中焦者盖中焦在胃中脘當臍上四寸不上不下之分五藏皆禀于胃、者五藏之本故五藏氣不能自致于手太陰肺经必因胃氣乃致于手太陰肺经、云谷入于胃播氣于肺故脉假胃氣自寅時起從中焦上注于肺初行一時呼吸氣計一千一百二十五息血行計六十七丈五尺至卯時注大腸经呼吸气計二千二百五十息血行一百三十五丈至辰時注于胃经呼吸氣計三千三百七十五息血行二百二丈五尺巳时注于脾经呼吸氣計四千五百息血行二百七十丈午時注于心经呼吸氣計五千六百二十五息血行三百三十七丈五尺未时注小腸経呼吸氣計六千七百五十息 血行四百五丈申時注于膀胱経呼吸氣計七千八百七十五息酉時注于腎経呼吸氣計九千息血行五百四十丈戌時注于心包絡呼吸氣計一万一百二十五息血行六百七丈五尺亥時注于三焦経呼吸氣計一万一千二百五十息血行六百七十五丈子時注于胆経呼吸氣計一万二千三百七十五息血行七百四十二丈五尺丑時注于肝経呼吸氣計一万三千五百息血行八百一十丈故曰太陰為始至厥陰而方終矣手太陰肺経自寅時起從中府穴出注于手陽明経歷胃脾心小腸膀胱中焦胃脘致于腎心包絡三焦胆至厥陰肝経而終此蓋引其経之傳注而言則雲門而如其経傳注從第其穴則自期門而止所謂穴出雲門抵期而最後也　正経十二別絡走三百餘支

凡人手足三陰三陽之脉各為正経其経之別走者為絡蓋三百六十五支而絡三百六十五穴故曰正経十二別絡走三百餘支也

銅人指要賦

行針之士要辨沉浮脉明虛实針别淺深经脉络脉之别巨刺繆刺之分经络閉塞須用砭針踈導臟府寒溫必明淺深補瀉经氣之正自有常数漏水百刻五十度周经络流注各應其時先脉訣病次穴蠲痾左手掐穴右手置針刺榮無傷衛刺衛無傷榮氣悍則針小而入淺氣濇則針大而入深氣滑出疾氣澁出遲深則欲留淺則欲疾候其氣至必辨于針徐而疾者实、而遲者虛、則实之满則泄之苑陳則除之邪勝則虛之刺虛者須其实刺实者須其虛经氣已至慎守勿失謹守其法勿更変也賊邪新客未有定處推之則前引之則至其來不可逢其往不可追損其有餘補其不足先去血脉而后調之无問其病以平為期若有若無若得若失五藏已定九候已備診脉病明行針疾愈衆脉不見衆凶不聞外内相得無以形先可玩往來

乃施于人手動若務針耀而勻伏如横弩起若發机見其烏〻見其稷〻從見其飛
不知其誰静意是義观適之变是謂冥〻莫知其形如臨深淵手如握虎如待所貴
不知日暮其氣已至適而自護五虛勿近五実不遠捫而循之切而散之推而接之
彈而努之爪而下之通而取之陰募在腹陽俞在背藏病取原府病取合藏病府募
治府病藏募治出入導氣補泄同精善行水者不能注氷善穿地者不能鑿凍权衡
以平氣口成寸以决死生飲食入胃游溢精氣上輸于脾〻氣散精上帰于肺通調
水道下輸膀胱食氣入胃散精于肝淫氣于筋食氣入胃浊氣帰心淫精于肺五劳
五痺九氣七情六淫六府九竅九州四氣三因傷風傷寒雜病奇病婦人小児盛則
瀉之虛則補之不実不虛以经取之

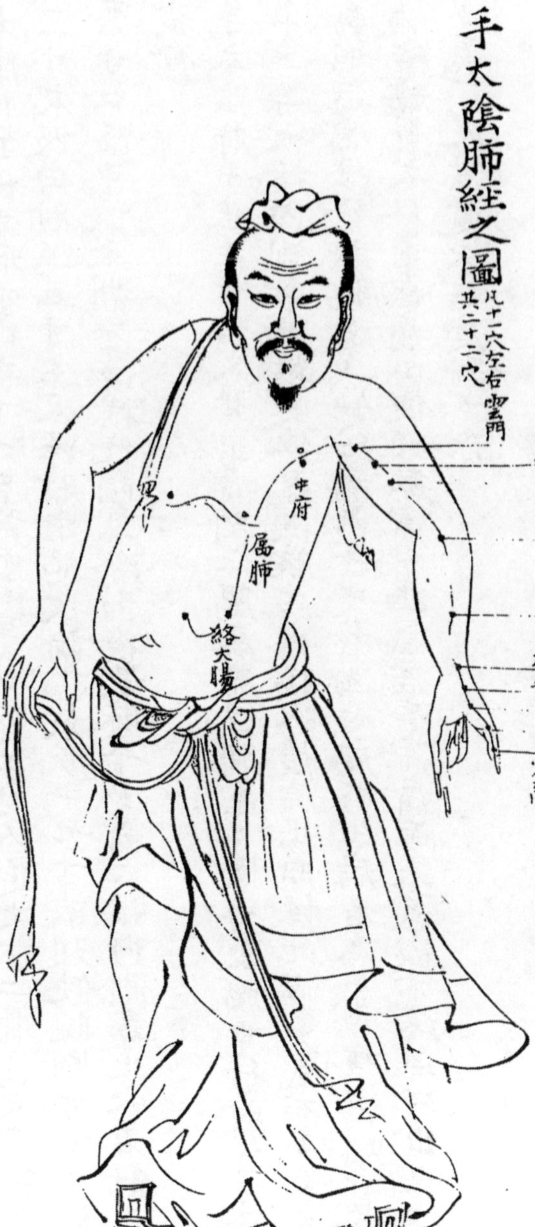
手太陰肺經之圖
凡十一穴左右共二十二穴
雲門
天府
俠白
中府
屬肺
尺澤
孔最
列缺
經渠
太洲
魚際
少商
絡大腸

太陰肺兮出中府雲門之下一寸許雲門氣户傍二寸人迎之下二骨數天府腋下三寸求俠白肘上五寸主尺澤肘中約纹論孔最腕中七寸取列缺腕側寸有半经渠寸口陷中取太淵掌後横纹頭魚際節後散脉奉少商大指内側尋此穴若針疾減愈

手太陰肺中焦生下络大腸出賁門上膈屬肺從肺系〻横出腋臑中行肘臂寸口上魚際大指内側爪甲根支络還從腕内出接次指屬陽明经此經多氣而少血是動則病喘咳發肺脹膨〻缺盆痛兩手交瞀為臂厥所生病者為氣喘咳〻渴煩心胷滿结臑臂之外前廉痛小便頻数掌中热氣虛肩背痛而寒〻氣盛亦疼風汗出火神少氣不足息遺失無度溺色赤

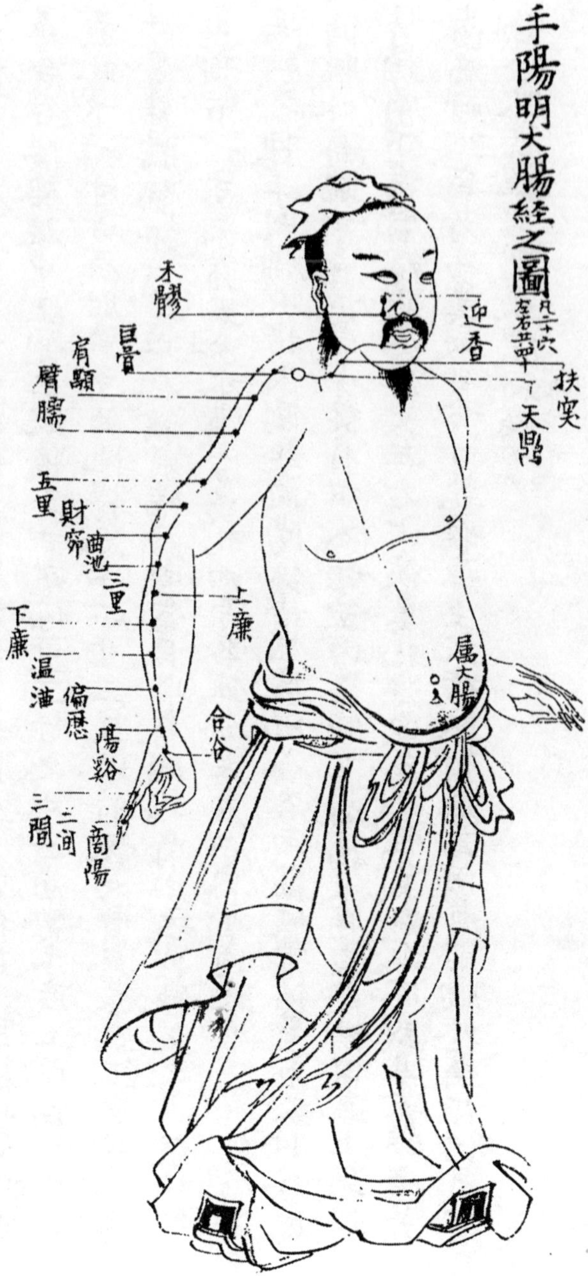

手陽明大腸經之圖
凡二十穴
左右共四十
迎香
扶突
天鼎
禾髎
巨骨
肩髃
臂臑
五里
肘窌
曲池
三里
上廉
下廉
温溜
偏歷
陽谿
合谷
三間
二間
商陽
屬大腸

手陽明經屬大腸食指內側起商陽本節前取二間定本節後取三間強岐骨陷中尋合谷陽谿腕中上側詳腕後三寸定偏歷五寸之中溫溜當下廉上廉各一寸上廉此下一寸方屈肘曲中曲池得池下二寸三里場肘髎大骨外廉陷五里肘上三寸量臂臑髃下一寸取肩髃肩端兩骨當巨骨肩端叉骨內天鼎缺盆之上藏扶突曲頰下一寸禾窌五分水溝旁鼻孔兩旁各五分左右二穴皆迎香

陽明之脉手大腸次指內側起商陽循指上廉出合谷兩筋岐骨循臂肪入肘外廉循臑外肩端前廉柱骨旁從肩下入缺盆內絡肺下鬲屬大腸支從缺盆直上頸斜貫頰前下齒當環出人中交左右上俠鼻孔注迎香此經氣盛血亦盛是動頸瘇并齒痛所生病者為鼻衄目黄口乾喉痹生大指次指難為用肩前臑外痛相仍氣有餘兮脉熱腫虛則寒慄病偏增

足陽明胃經之圖

凡四十五穴 左右共九十

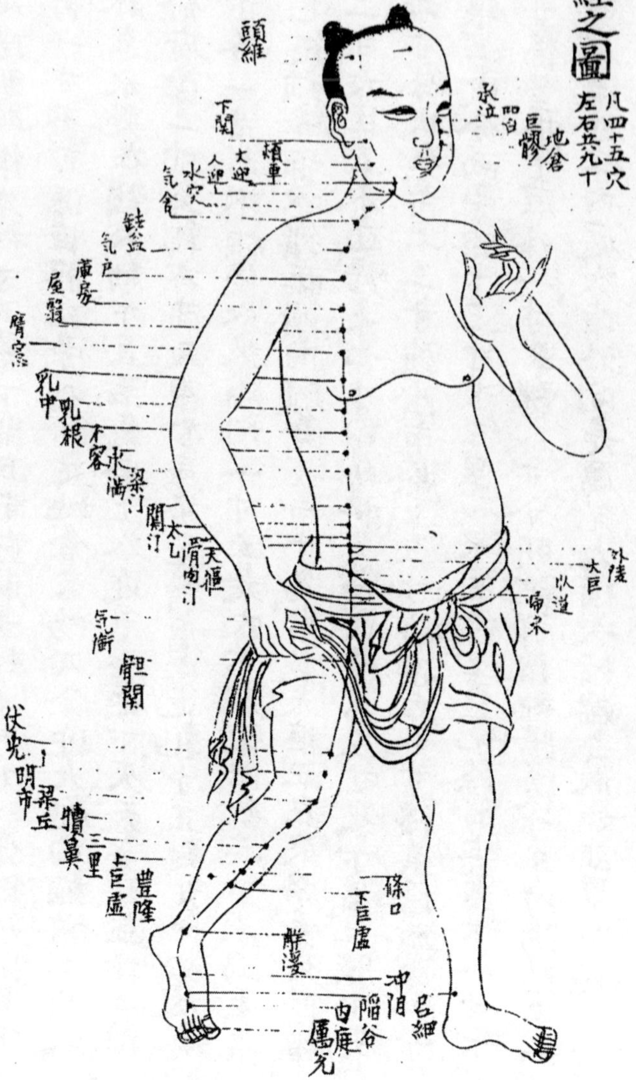

胃之经兮足陽明頭維本神寸五尋下関耳前動脉是頰車耳下八分針承泣目下
七分取四白一寸不可深巨髎孔旁八分定地倉夾吻四分迎大迎曲頰前二寸人
迎結旁大脉直水突在頸大筋下直至氣舍上人迎氣舍迎下夾天突缺盆横骨陥
中親氣戸俞府旁二寸至乳六寸又四分庫房屋翳膺窓近乳中正對乳中心次有
乳根出乳下各一寸亦不相侵穴夾幽门一寸五是穴不容依法数其下承满至梁
門関門太乙徙頸夆節次續排滑肉门各〻一寸為君数天樞正在夾臍旁外陵樞
下一寸當二寸大巨五水道帰来七寸以尋將氣冲曲骨旁二寸来下鼠上脉中央
髀関兎後六寸分伏兎市上三寸強陰市膝上三寸許梁丘二寸得其場膝臏骭下
尋犢鼻膝眼二穴分两旁膝下三寸求三里、下三寸上廉地條口上廉下一寸下
廉條下一寸條豐隆下廉外一寸上踝八寸分明記解谿冲陽後寸半冲陽陥上二
寸係陥谷内庭後寸半内庭次指外间是厲兑大指次指端去爪如韭胃所起

胃是陽明交鼻起下循鼻外下入齒環出俠口繞承漿頤後大迎頰車裏耳前髮際
至額顱支下人迎缺盆底下鬲入胃絡脾宮五者缺盆下乳內一交齒门循腹裏下
行直合氣冲中遂由髀関抵膝臏骭跗中指內関同一支下膝注三里別出中指外
関通一支別走足跗指大指之端经尽矣此経多氣復多血是動欠伸面顔黑凄凄
悪寒畏見人忽聞木声心驚惕登高而歌棄衣走甚則腹脹仍賁嚮凡此諸疾皆骭
厥所生病者為狂瘧湿温汗出鼻流血口喎唇裂又喉痺膝臏疼痛腹脹结氣膺伏
兎骭外廉足跗中指俱痛徹有餘消穀溺色黄不足身前寒振慄胃房脹滿食不消
氣盛身前皆有热

足太陰脾經之圖

凡二十一穴左右共四十二穴

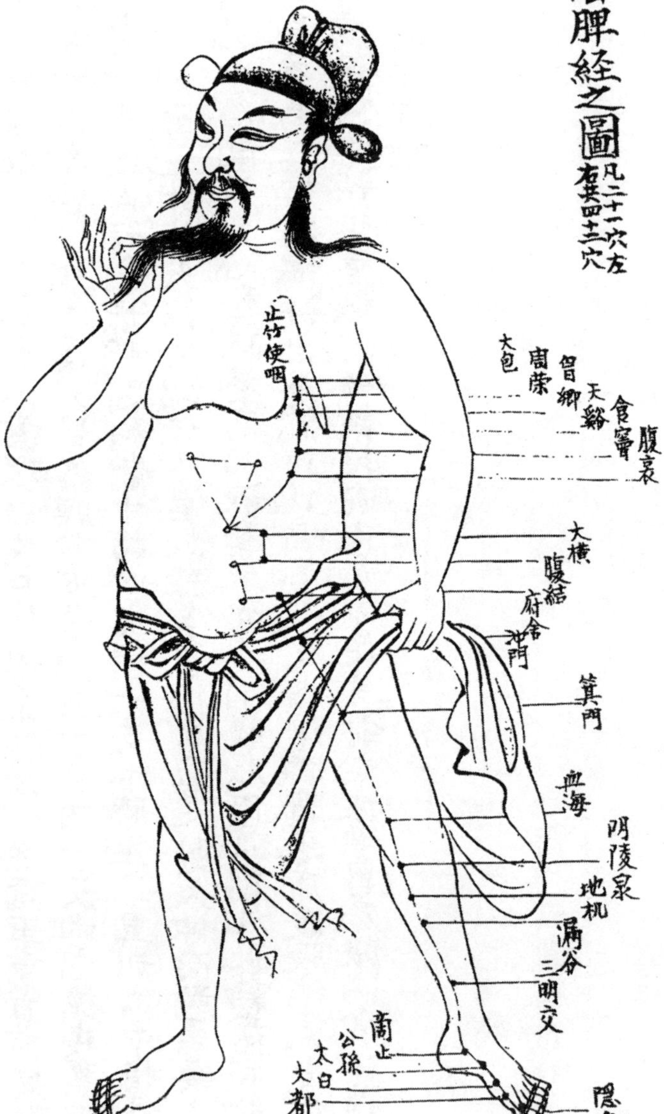

姆指内側隱白位大都節後陷中起太白核骨下陷中公孫節後一寸止商丘有穴屬经金踝下微前陷中是内踝三寸三阴交漏谷六十有次第膝下五寸為地机陰陵内側膝輔際血海分明膝臏上内廉肉際二十地箕门血海上六寸筋间動脉須詳諦冲門五寸大横下三寸三分寻府舍腹结横下寸三分大横夾臍非此假腹哀寸半去日月直与食竇相連並食竇天谿及胸鄉周荣各一寸六者大包淵液下三寸出九筋間當記也

太陰脾起足大指上循内側白肉際核骨之後内踝前上臑循骱胫膝裏股内前廉入腹中属脾络胃与鬲通侠喉连舌散舌下支络從胃经心宫此经氣盛而血衰是動其病氣所為食下即吐胃脘痛更兼身体痛难移腹脹善噫舌本強所生病者舌亦痛躰重不食亦如之煩心、下仍急痛泄水溏瘕寒瘧隨不卧強立股膝腫胆發

手少陰心經之圖凡九穴左右共十八穴

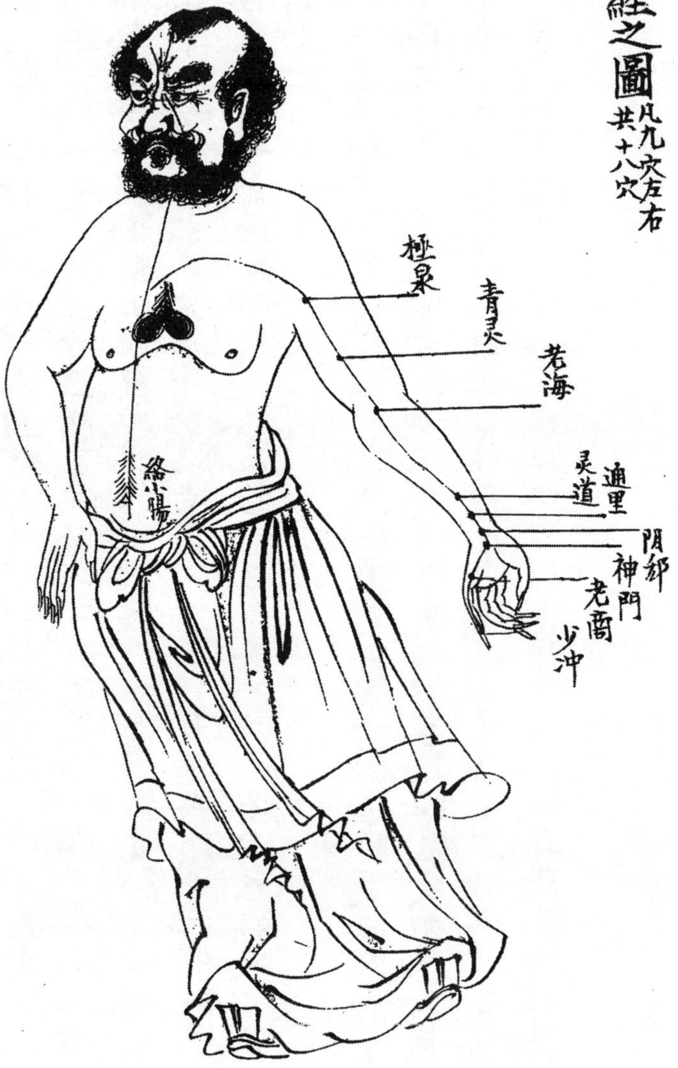

少陰心起極泉中腋下筋間脉入胸青灵肘節上三寸少海肘内節後容灵道掌後一寸半通里腕後一寸同陰郄五分取動脉神門掌後兊冲隂少府節後劳宫直小指内側取少冲

手少陰経起心中下鬲直与小腸通支者還從肺系走直上咽喉繫目瞳直者上肺出夜下臑後肘内少海從臂内後廉抵掌中鋭骨之端注少冲多氣少血属此経是動心疲痛难忍渇欲飲水咽乾燥所生脇痛目如金脇臂之内後廉痛掌中有热向经寻

手太陽小腸經之圖

凡一十九穴左右共三十八穴

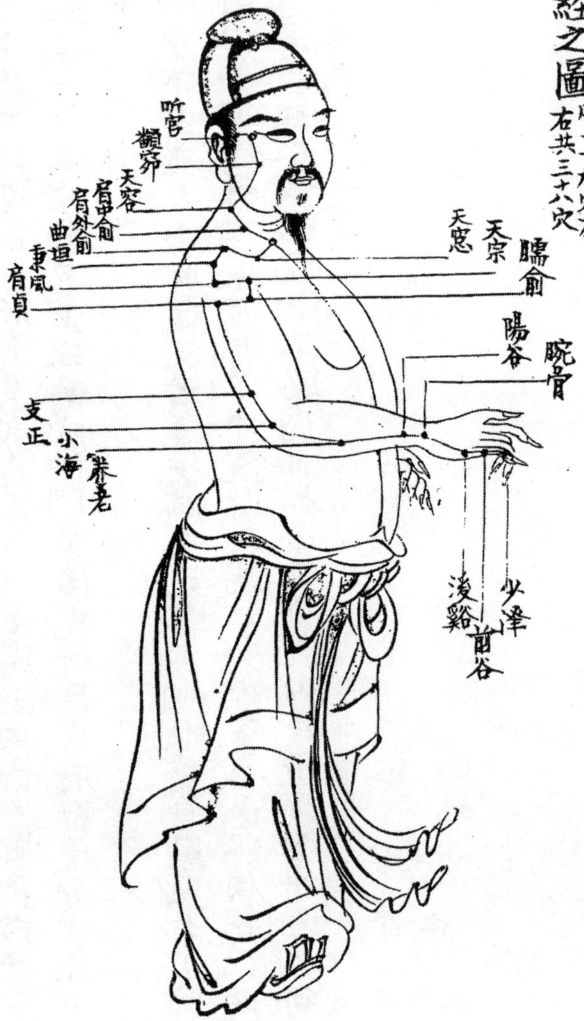

手小指端為少澤前谷外側節前索節後陷中尋后谿腕骨陷前看外側腕中骨下
陽谷討腕上一寸名養老支正腕後量五寸小海肘端五分好肩貞胛下兩骨解臑
俞大骨之下保天宗骨下有陷中秉風髎後舉有空曲垣肩中曲胛裏外俞胛後一
寸從肩中二寸大杼旁天窗頰下動脈詳天容耳下曲頰後顴髎面頰銳端詳聽宮
耳端大如菽此一為經手太陽

手太陽經小腸脉小指之端起少澤循手外廉出踝中循臂骨出肘內側上循臑外
出後廉直過肩解繞肩甲交肩下入缺盆內向腋絡心循咽嗌下鬲低胃屬小腸一支
缺盆貫頸頰至目銳眥却入耳復從耳前仍上頰抵鼻外至目內眥斜絡于顴別絡
接此經少氣還多血是動則病痛咽嗌頷下腫兮不可顧肩如拔兮臑如折所生病
生肩臑痛耳聾目黃腫腮頰肘之外後廉痛部分猶當細分別

足太陽膀胱經

凡六十三穴左右共一百一十六穴

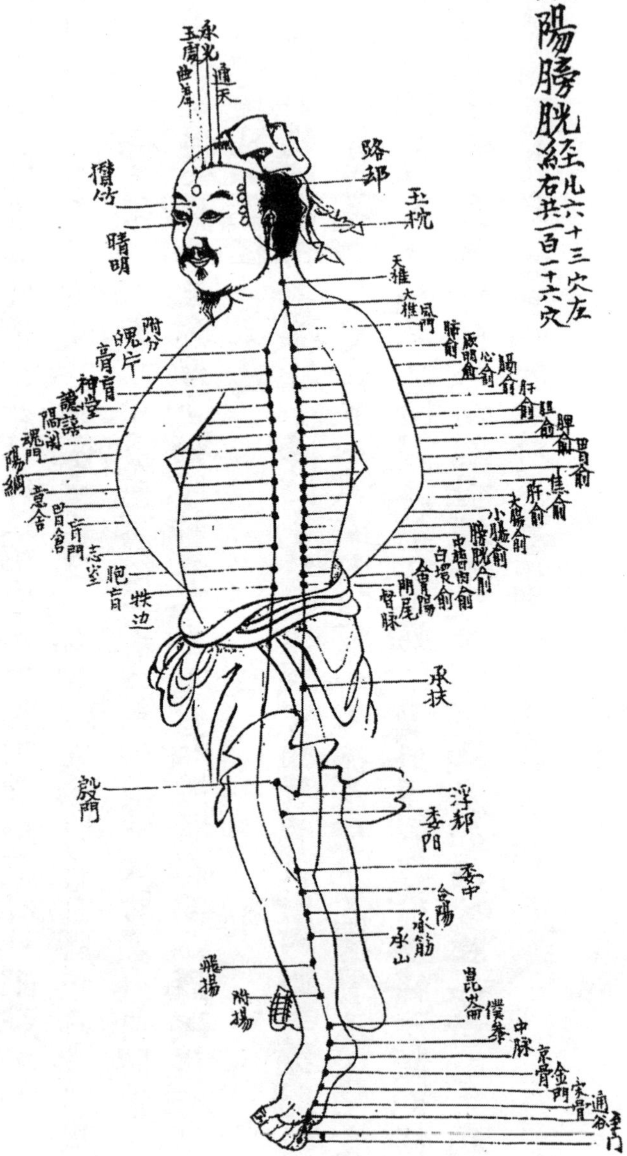

足太陽旁膀胱经目眥内角始睛明眉頭陷中攢竹名曲差二穴神庭伴五處挨排
夾上星承光五處後寸半通天路却一停旬玉枕横夾于腦户尺寸當準銅人经天
柱夾項後髮際大筋外廉陷中是夾脊相去寸五分第一大杼二風门肺俞三椎
厥阴四心腧五椎之下論督腧膈俞相梯級第六第七次第五第八椎下穴無有肝
俞数椎當第九十椎脾俞脾十一十三椎下胃俞取三焦腎俞氣海俞十三十四十
五究大腸関元俞安量十六十七椎两旁十八椎下小腸俞十九椎下尋膀胱中膂
内俞椎二十白環一十一椎當上髎次髎中与下一空二空夾腰胯並同夾脊四個
髎載在千金君勿誶会阳阴尾两旁分尺寸須看督脉云第二椎下外附分夾脊相去
右法論先送脊后量三寸不是灸狹能傷筋魄户三椎膏肓四四五三分〻明是第
五椎下索神堂第六譩譆外可覩膈関第七魂門九阳綱意舍十十一胃倉肓門屈

指彈雄看寸二与十三志室次之為十四胞肓十九合叅詳秩边二十椎下詳承扶臀門紋中央殷門承扶六寸直浮郄一寸上委陽、、却与殷門並膕中外廉兩筋鄉委中膝膕約紋裏此下三寸尋合陽承筋腨腸中央是承山腨下分內旁飛揚外踝上七寸附陽踝上三寸量金門正在外踝下崑崙踝後跟骨中僕叅跟骨下陷是申脉分明踝下容京骨外側大骨下束骨本節後陷中通谷本節前陷取至阴小指外側逢足经太陽膀胱脉目內眥上起額尖支者巔上至耳角直者從巔腦後懸絡腦環出別下項仍循肩膊夾脊边抵腰膂腎膀胱內一支下與後阴連貫臀斜入委中穴一支膊內左右別貫胛夾脊過髀樞臂內後廉膕中合下貫腨內外踝後京骨之下指外側此經血多氣犹少是動頭疼不可當項如拔兮腰似折髀強痛徹脊中央膕如結兮腨如裂是為踝厥筋乃傷所生瘧痔小指廢頭顖項痛目色黃腰尻膕脚疼連背淚流鼻衄及顛狂

足少陰腎經之圖

凡二十七穴左右共五十四穴

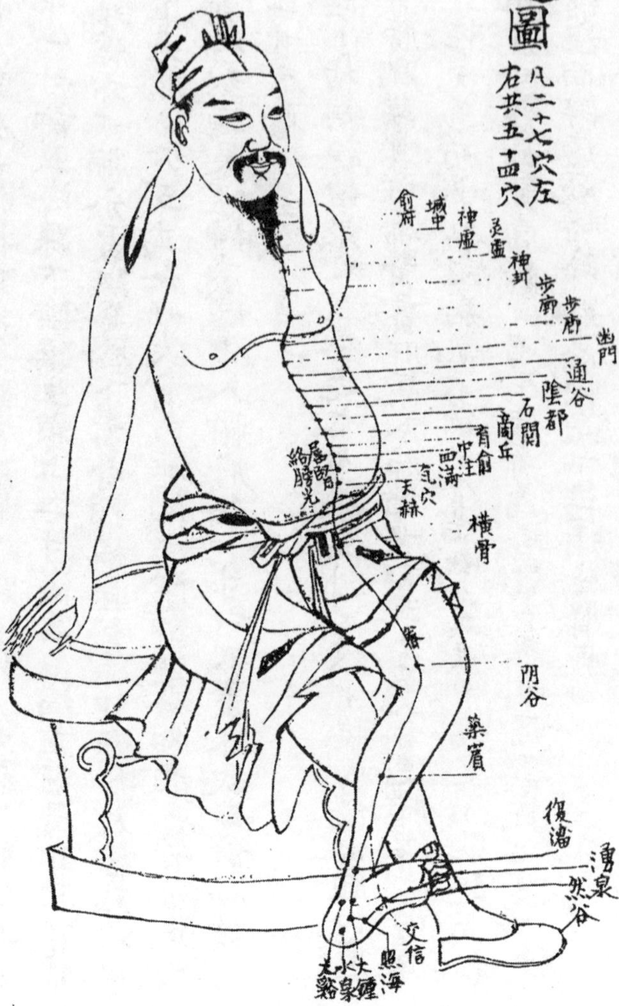

腎經起處有其所湧泉屈足捲指取然谷踝前大骨下踝後跟上大谿府谿下五分尋大鍾水泉谿下一寸許照海踝下陰蹻生踝上二寸復溜名溜前筋骨取交信赤白踝上二寸行築賓六寸腨分處陰谷膝下着骨輔橫骨有陷如仰月大赫氣穴四滿據中注肓俞正夾臍六穴五寸各一數商曲石關上陰都通谷幽門一寸居幽门半寸夾巨闕步廊神封過灵墟神藏域中入腧府各一寸六不差殊欲知俞府幾何分璇璣之旁各二寸

足經腎脉屬少陰小指斜趋湧泉心然谷之下内踝後別入跟中腨内侵出膕内廉上股内貫脊屬腎膀胱臨直者屬腎貫肝鬲入肺循喉舌本尋支者從肺絡心内仍至胸中部分深此經多氣而少血是病飢不欲少食喘嗽吐血喉中鳴坐而欲起面如垢目視䀎䀎氣不足心懸如飢常惕惕所生病者為舌乾口热咽痛氣賁逼股内後廉并脊疼心腸煩痛疸而僻痿厥嗜卧躰怠惰足下热痛皆腎厥

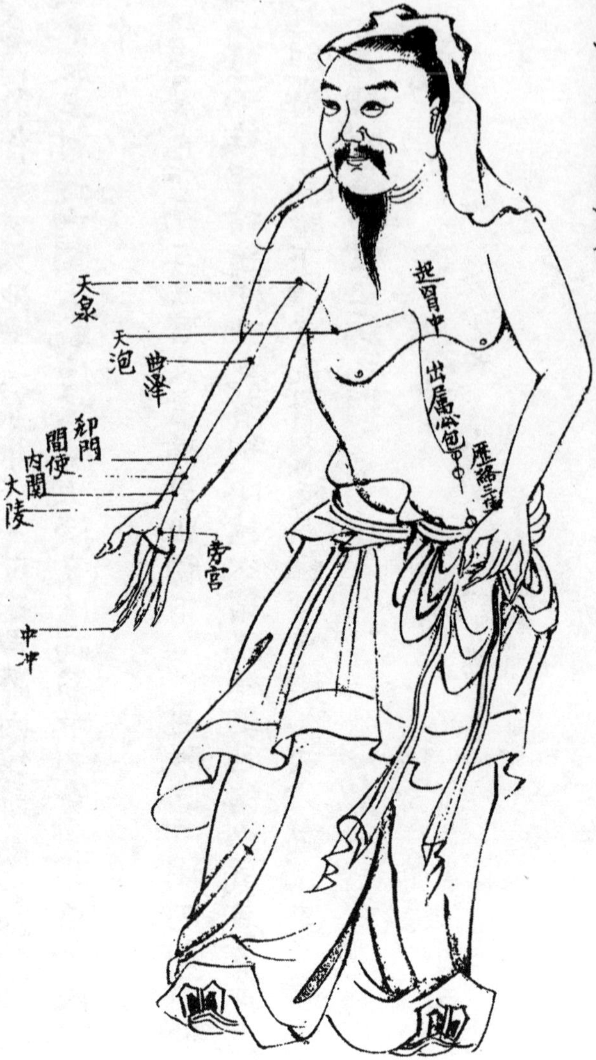

手厥陰心包經之圖 凡九穴左右共十八穴

厥陰心包何處得乳後一寸天池索天泉腋下二寸求曲泽内纹尋動脉郄門去腕五寸通間使腕後三寸逢内関去腕纔二寸大陵掌後兩筋中劳宫掌内屈指取中指之末取中冲

手厥阴心主起胷属包下鬲三焦宫支者循胷出脇下、、連腋三寸同仍上抵腋循臑内太陰少陰兩経中指透中冲支者别小指次指络相通包络少氣原多血是動則病手心热肘臂攣急腋下腫甚則胷脅支満経心中澹〻或六動善哭目黄面赤色所生病者為煩心〻痛掌热病之則

手少陽三焦経之圖

凡二十三穴左
右共四十六穴

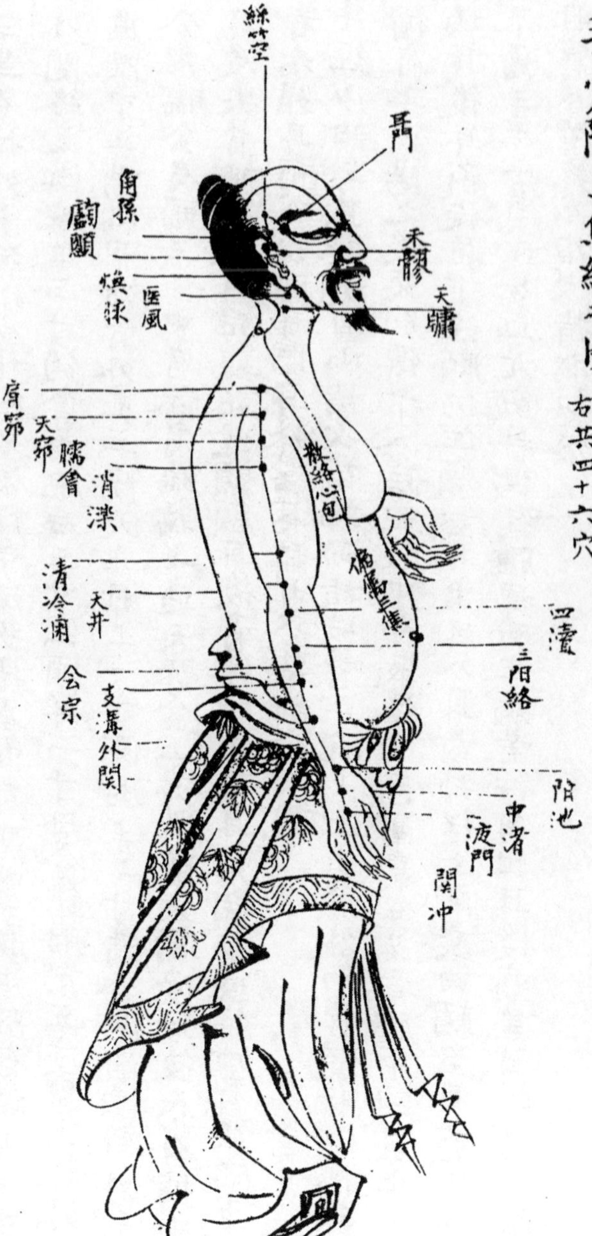

三焦名指外関冲小次指间名液门中渚次指本節后阳池表腕上陷存腕上二寸
外関絡支溝腕上三寸约會宗腕后三寸空須詳一寸毋令錯肘前五寸臂大脉外
熏陷中三陽络四瀆骨外並三陽天井肘上一寸側肘上二寸清冷渊消濼臂外肘
分索臑会肩頭三寸中肩髎肩端臑上通天髎盆上毖骨際天牖傍頸後天容翳風
耳後尖骨陷瘈脉耳后鷄足逢顱顖耳後青络脉角孫耳角開有空絲竹肩頭陷中
看禾窌耳前兊髮同耳門耳殊當耳鈌此穴禁針分明説
手经少阳三焦脉起自小指次指端两指岐骨手腕表上出臂外两骨間肘後臑外
循肩上少陽之後交别傳下入鈌盆膻中分散絡心包鬲裏穿支者膻中鈌盆上〻
項耳後耳角旋屈下注顱仍住頰一支出耳入耳前却從上関交曲頰至目内眥乃
尽焉三焦少氣还多血是動耳鳴喉腫痺所生病者汗自出耳後痛兼目鋭眥肩臑
肘臂尽皆疼小指次指亦如廢

足少陽膽経之圖

凡四十四穴左右共八十八穴

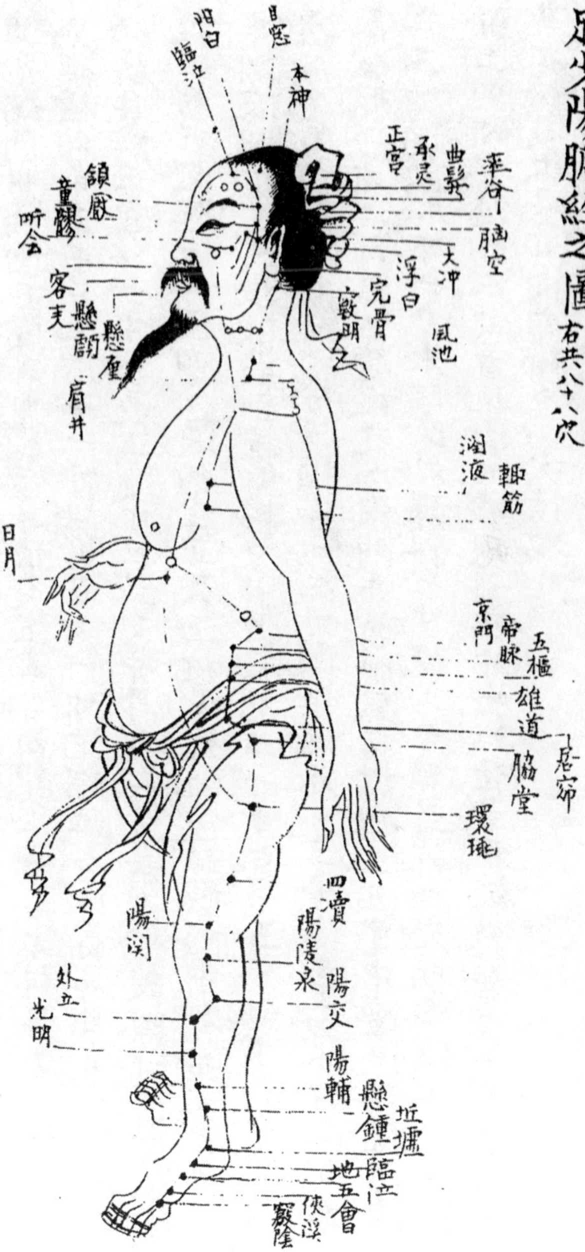

少陽童髎起目外耳前陷中尋聽會上關耳前開口空頷厭腦空上廉揣懸顱正在曲角端懸釐腦空下廉看曲鬢偃耳正尖上率谷曲鬢半寸安本神耳上入髮際四分平横向前是曲差之傍各一寸陽白眉上一寸記臨泣有穴當兩目直入髮際五分屬目窗正營各一寸承灵正後寸五録天冲耳上二寸居浮白髮際一寸符竅陰枕下動有空腕骨耳後四分通腦空正夾玉枕骨風池後髮際陷中肩井大骨前寸半淵液脉下三寸按輒筋平前却一寸日月京門二寸半直下五分細求之京門監骨腰間看帶脉季脇寸八分五樞帶下三寸間維道五寸三分得居窌八寸三分尋脇堂腋下看二肋環跳髀樞究、論两手着腿風市謀膝上五寸中瀆摟陽関阳陵上三寸陽陵膝下一寸求阳交外踝斜七寸踝上七寸尋外丘光明際踝上五寸阳輔上四寸收懸鍾三寸看绝骨坵墟踝前陷中出臨泣寸半後夾谿五会一寸炙早卒夾谿少次岐骨间竅阴足小次指端

足厥陰肝経之圖

凡十三穴 左右共廿六穴

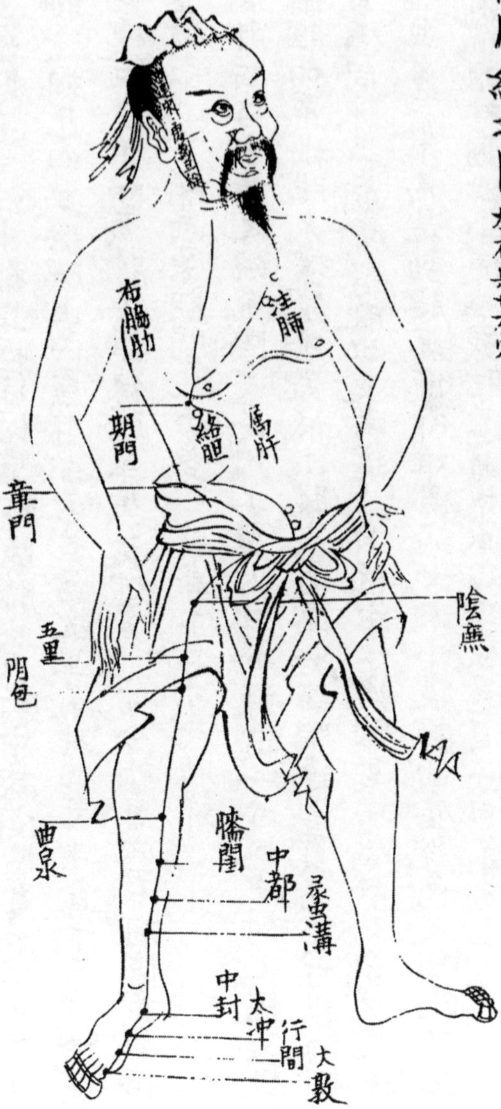

大敦毋指看毛聚行間逢尖動脉處節后有络亘五位大冲之脉堪承據中封正在内踝前蠡溝踝上五寸注中都正在漫濡宮門陵膝尖兩折中膝関犢鼻下二寸曲泉纹頭兩筋逢相包四寸膝臏上内廉筋间索其當五里氣冲四寸半直下三寸除股内羊矢兩裏三分下阳廉膝上横纹膝羊矢氣冲旁一寸分明有穴君可問章门臍上二寸量横取八寸開兩旁期門乳旁各一寸直下二寸兩肋詳

厥陰足脉肝所络大指之端毛際叢足跗上廉大冲分踝前一寸入中封上踝交出太陰後循膕内廉相股充環繞陰器抵小腹夾胃屬肝絡胆逢上貫膈裏布脇肋頰喉頂顙目係同脉上巔會督脉出支者還生目係中下络頰裏環唇内支者便從膈肺通此经血多氣少焉是動腰疼俛仰难男疝女人小腹腫面塵脱色及咽乾所生病者為胷滿嘔吐動泄小便难或時遺溺并狐疝臨症還須仔细看

督脉陽經之圖

凡中行單穴計廿七穴

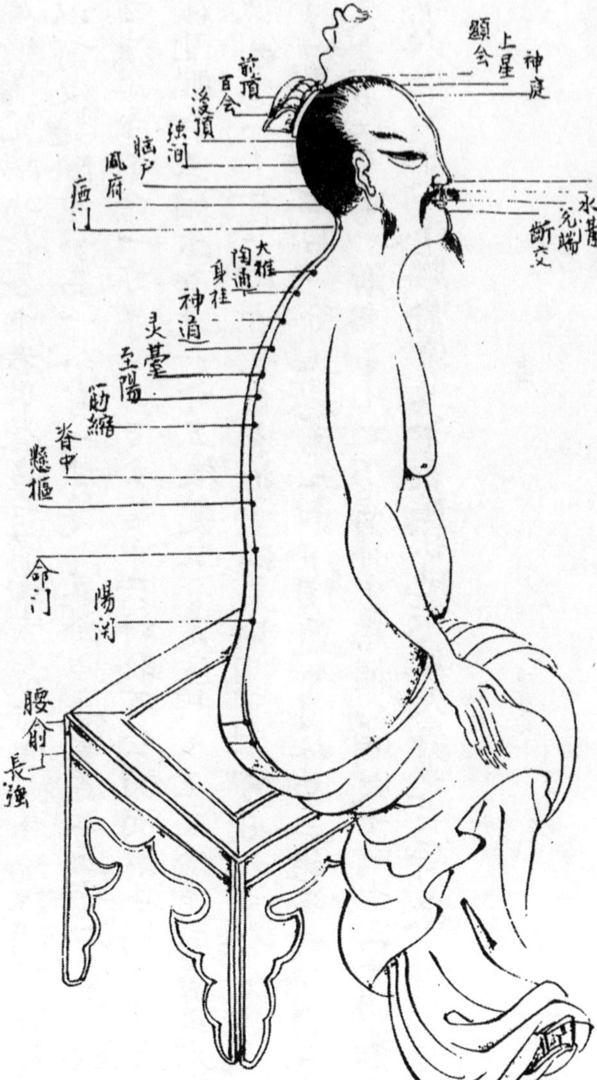

督脉齦交唇縫鄉允端正在唇中央水溝鼻下溝内索素窌宜向鼻端詳頭形北高
面南下先以前後髮際量分為一尺有一寸髮上五分神庭當庭上五分上星位顖
会星上一寸強上至前頂一寸半、、百会居中央神聡百会四面取各開一寸風
府主後頂強間腦户三相去各是一寸五後髮五分定瘂門〻上五分是風府上有
大椎下尾骶分為二十有一椎古來自有拆量法灵樞凛〻不可欺九寸八分〻之
七二之七節如是椎大椎第一節上是第二節下陶道知身柱第三椎節下神道第
五無足疑灵臺第六至陽七筋缩第九之下思脊中懸樞命門穴十一十三十四節
陽関鎮住十六椎二十一下腰俞窺其下長強伏地取此穴針之去痔根

任脉之圖

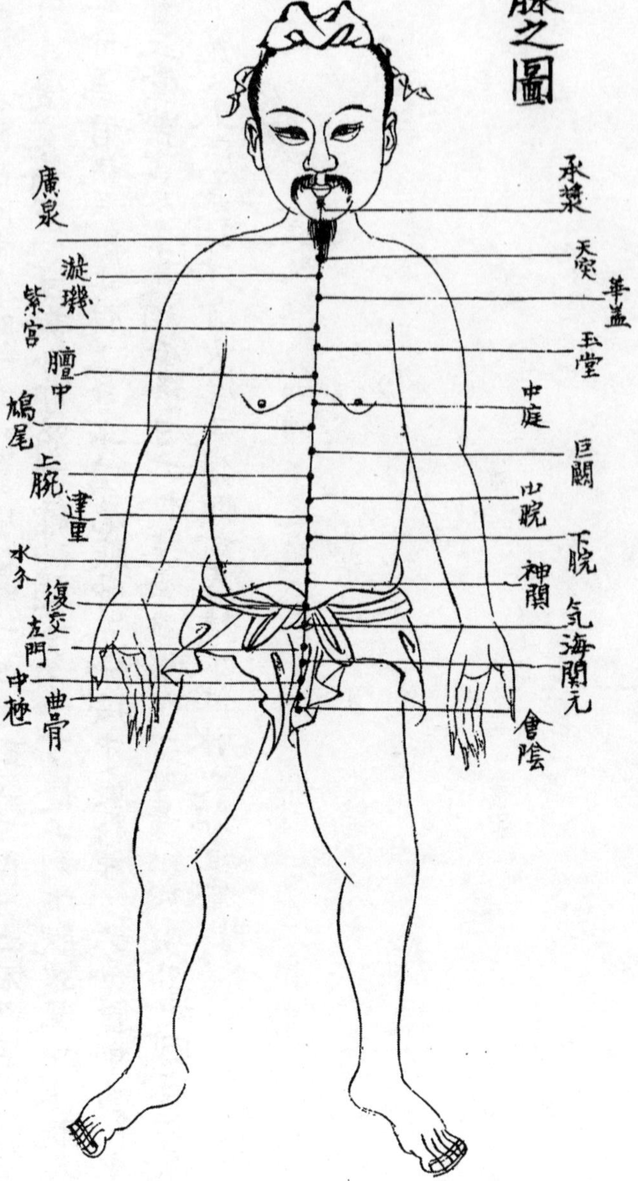

会陰正在兩陰間曲骨臍下毛際安中極臍下四寸取三寸関元二石門氣海臍下一寸半復交臍下一寸論分明臍内歸神闕水分一寸復上列下脘建里中上脘各〻一寸為君説巨闕上脘上寸半鳩尾蔽骨五分按中庭膻中寸六分膻中兩乳中間看正堂紫宮及華蓋相去各寸六分美華蓋璣下一寸量璇璣突下一寸當天突结下宛〻取廉泉頷下骨尖旁承漿頤前唇稜下任脉之部宜審詳

天星穴法之形

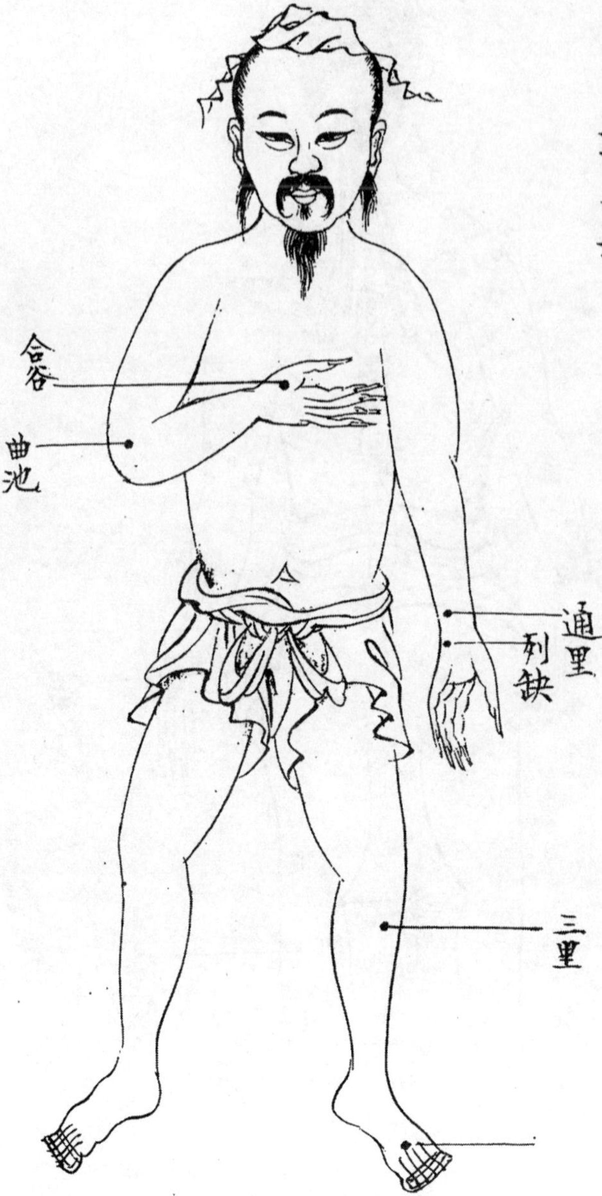

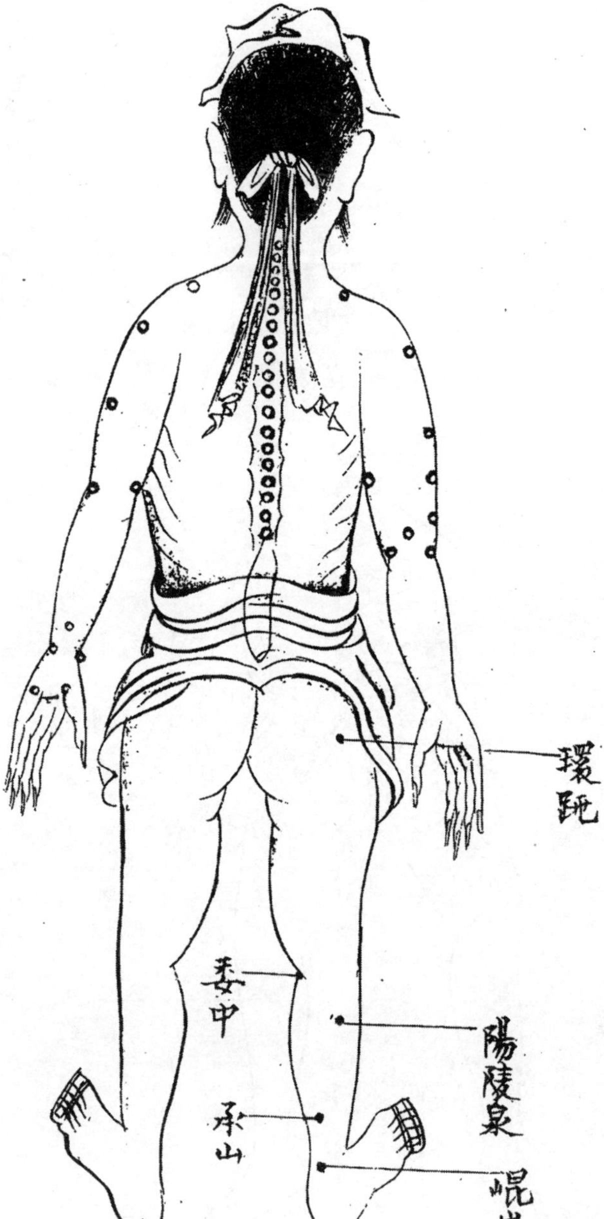
環跳
委中
陽陵泉
承山
崑崙

秋夫療鬼十三針之格

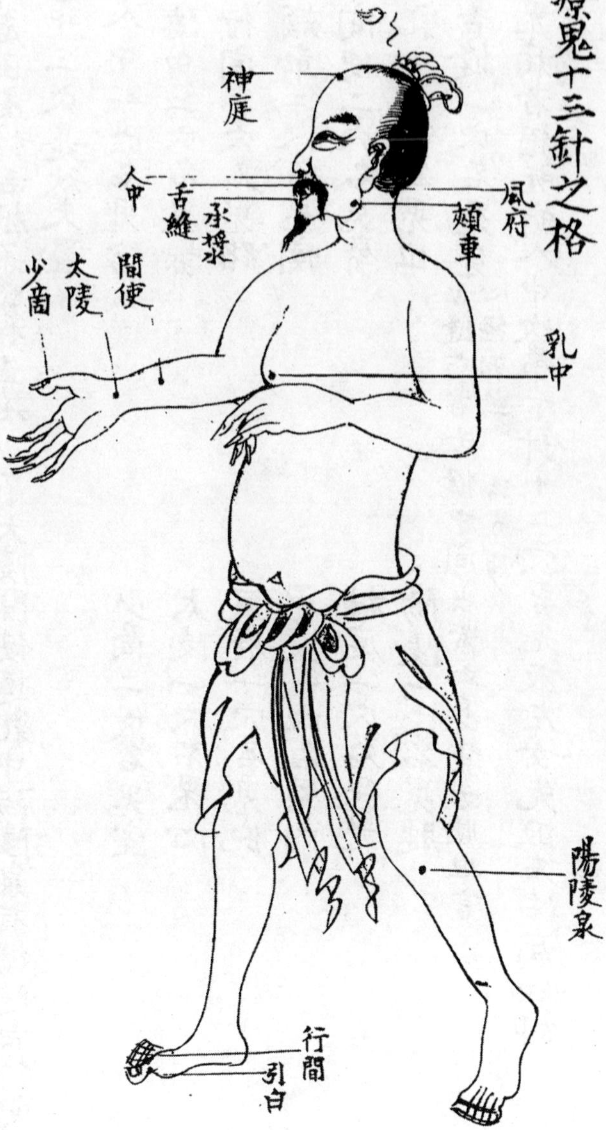

人中神庭風府始舌縫承漿頰車次 少商大陵間使連乳中陽陵泉有據隱白行間
不可差十三穴是秋夫置

人中一穴名鬼宮
隱白二穴名鬼節
行间二穴名鬼路
頰車二穴名鬼関
间使二穴名鬼臂
乳中一穴名鬼位
舌縫一穴名鬼身

舌縫六者舌縫中间 出紫血身重舌腫难言
心经邪热 出为妙

少商二穴名鬼室
太陵一穴名鬼心
風府一穴名鬼腕
承漿一穴名鬼门
神庭一穴名鬼光
陽陵一穴名鬼腿

凡人有鬼病者須先針人中次第下針十二穴男先取左女先取右治病如神

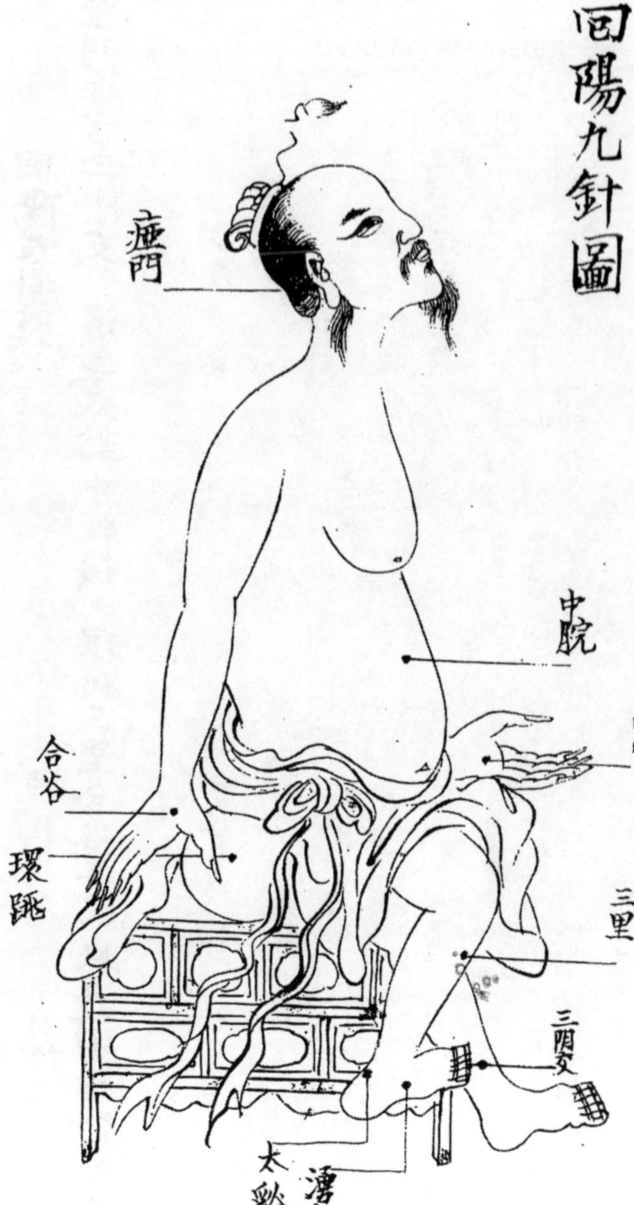
回陽九針圖
瘂門
中脘
劳宫
合谷
環跳
三里
三陰交
太谿
湧泉

回陽九針穴

瘂門勞宮三陰交　湧泉太谿中脘接　環跳三里合谷并　此是回陽九針穴

八脉之形

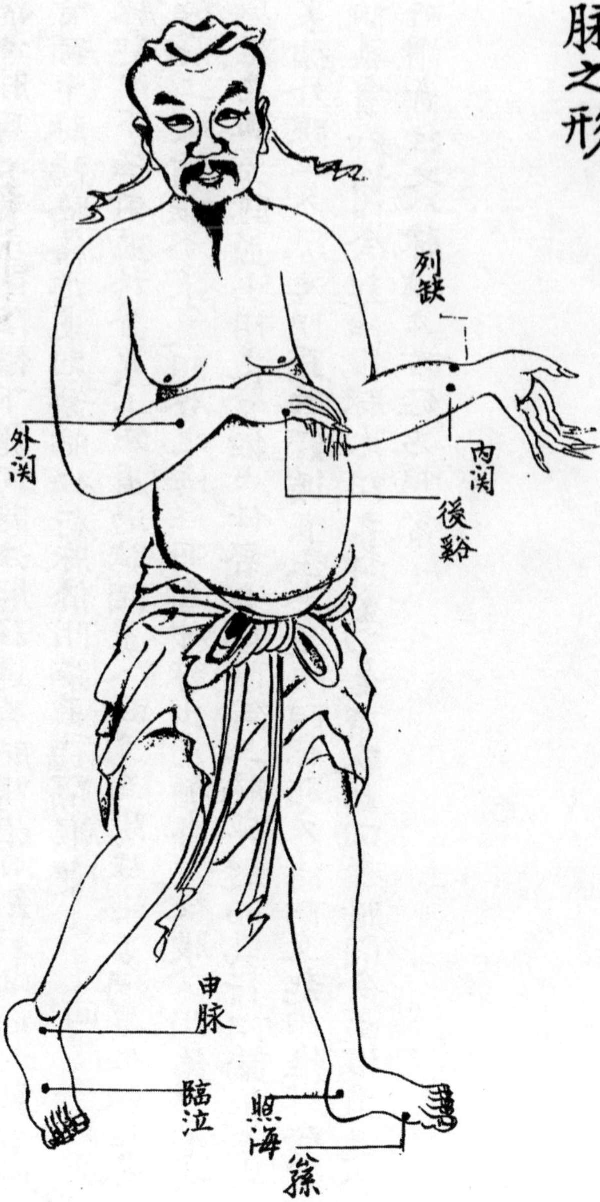

公孫冲脉胃心胷内關陰維下總同臨泣胆經連帶脉陽維目銳外関逢后谿督脉
內眥頸申脉陽蹻络亦通列缺肺任行脉係阴蹻照海嗝喉嚨
眥脉起自下極俞並於脊裏上風府過脑額鼻入齗交為陽脉海多綱要任脉起於
中極底上腹循喉承漿裏阳脉之海任所為冲脉出包循脊中從腹会阴络口唇女
人成经為血室脉並少阴之腎经与任督本接阴会三脉並起而異行阳蹻起足之
跟裏循外踝上入風池阴蹻内踝循喉嗌本足阴阳脉别支諸阳交起阳維脉發足
少阳築賔郄諸阴会起阳維脉太阳之郄金门是帶脉周回季脇间会于維道是少
陽所謂奇经之八脉維立諸经乃順常

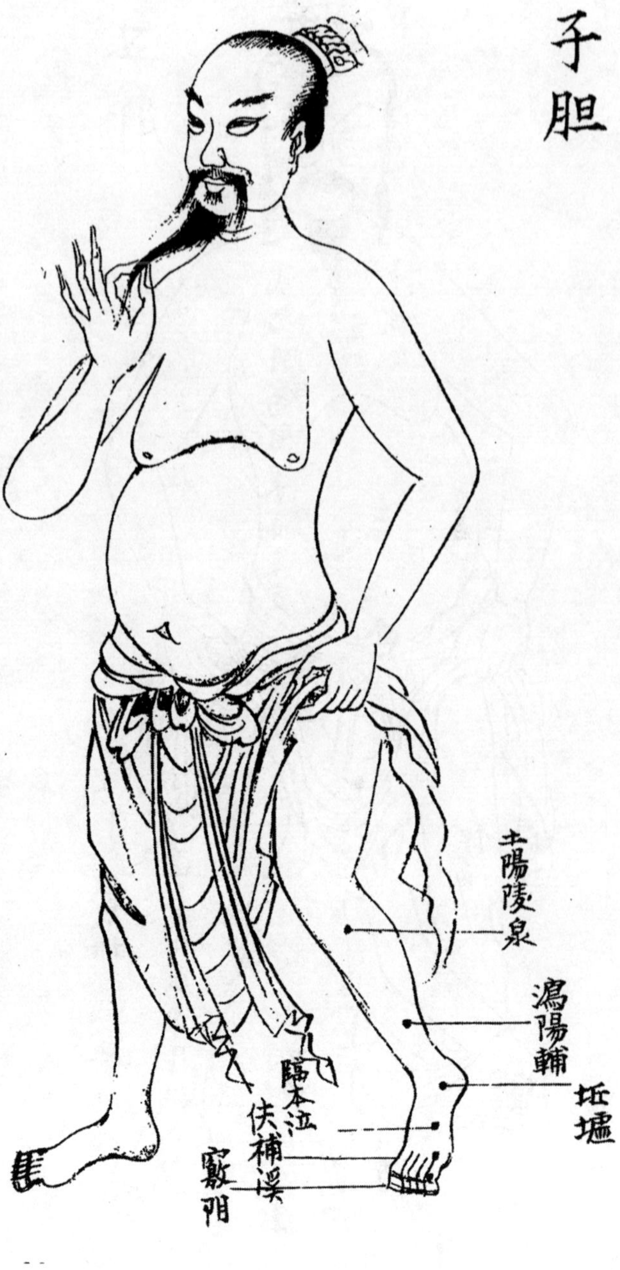
子胆
陽陵泉
瀉陽輔
坵墟
臨本泣
伕補溪
竅阴

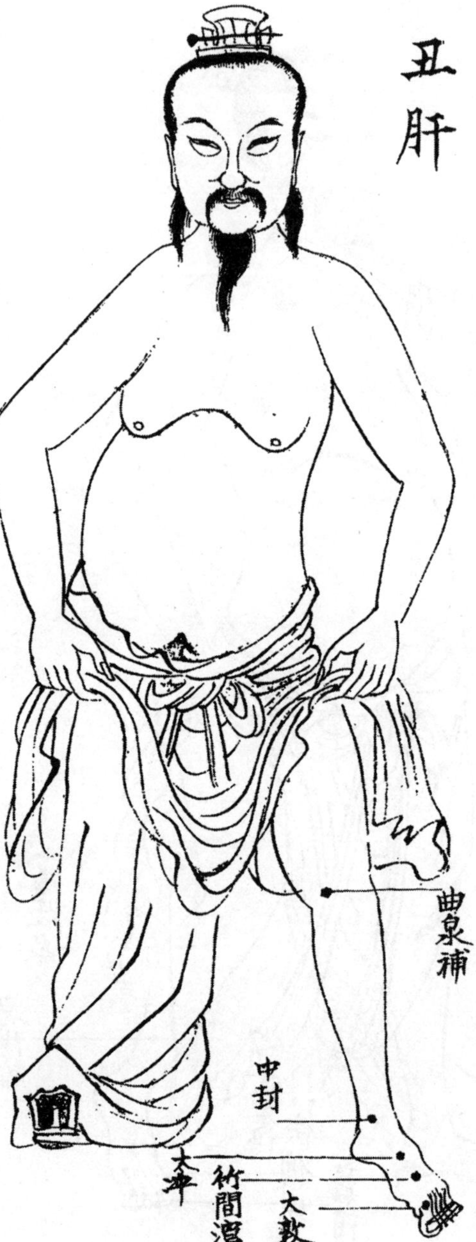
丑
肝
曲泉補
中封
太冲
行間瀉
大敦

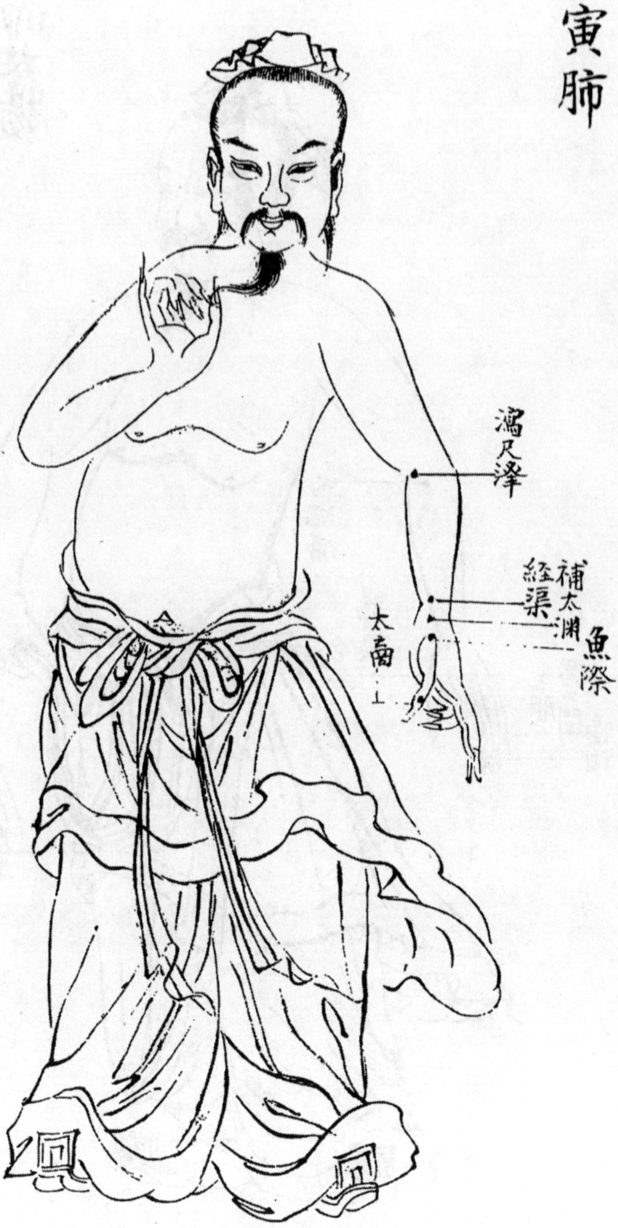
寅肺
瀉尺泽
補太渊
経渠
魚際
太商

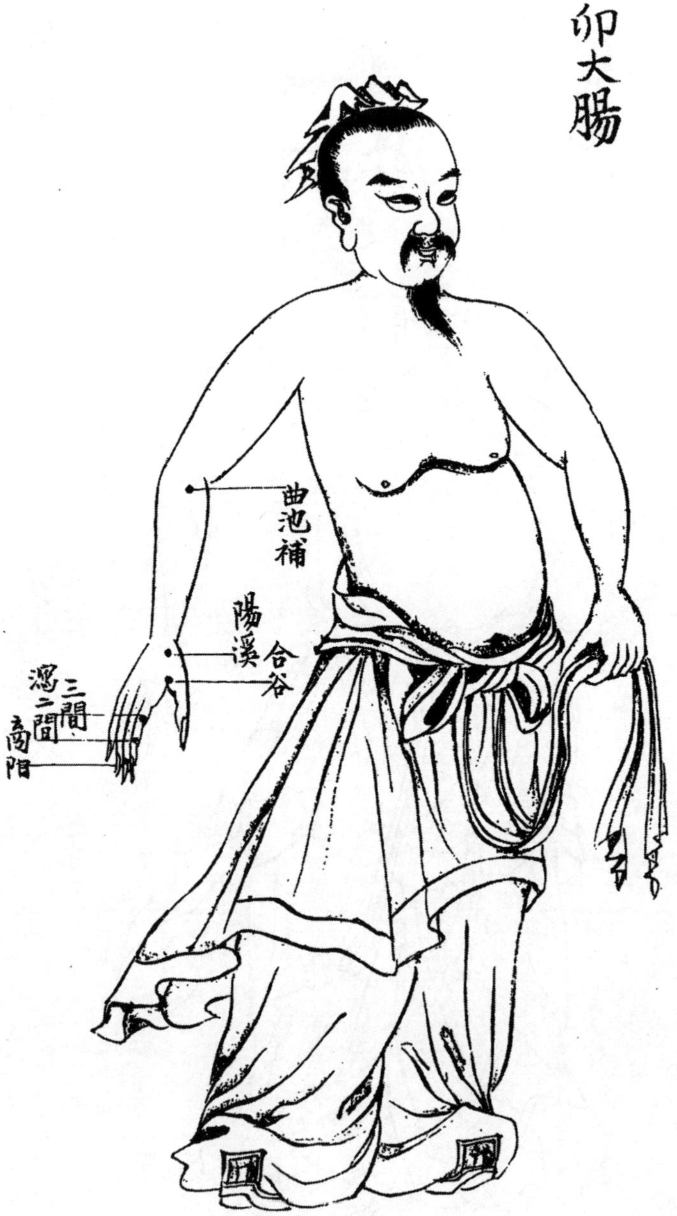
卯大腸
曲池補
陽溪
合谷
三間
瀉二間
商阳

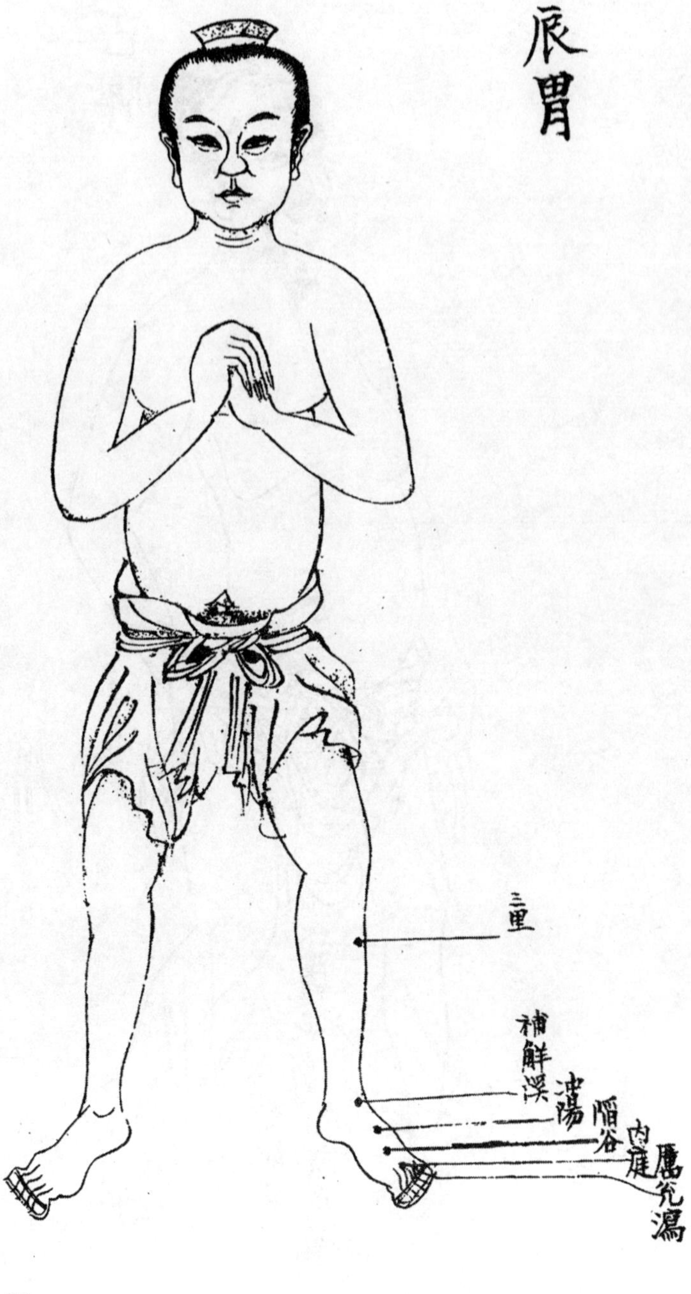
辰胃
三里
補
解溪
沖陽
陷谷
內庭
厲兑
瀉

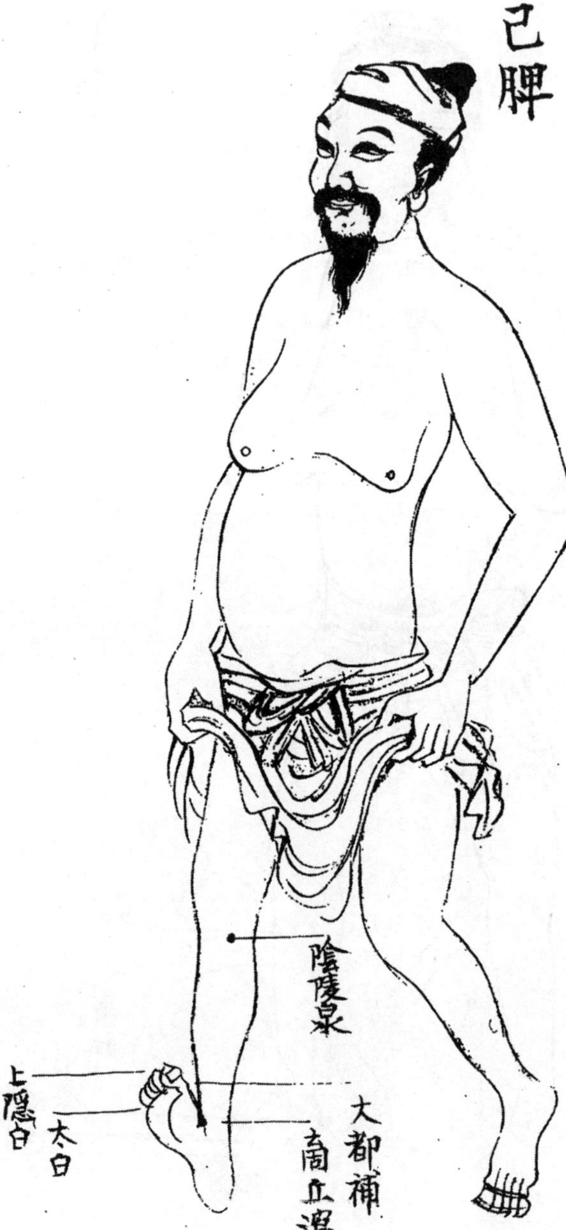
己脾
陰陵泉
上隱白
太白
大都補
商丘瀉

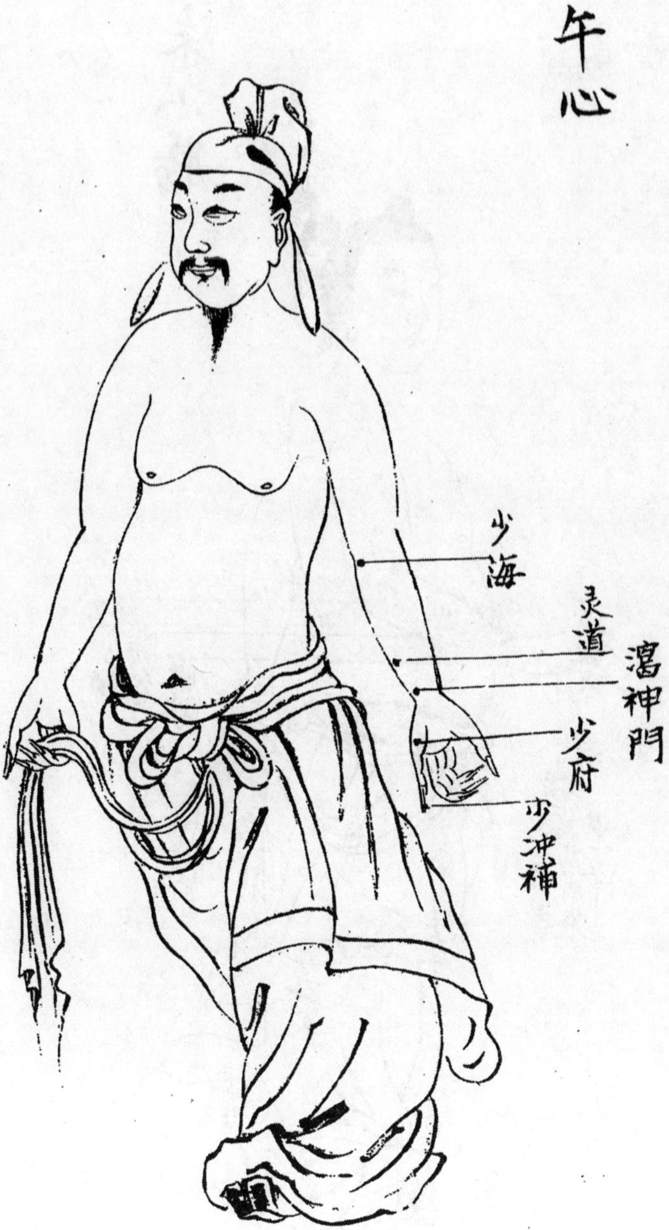
午心
少海
灵道
瀉神門
少府
少冲補

手小腸

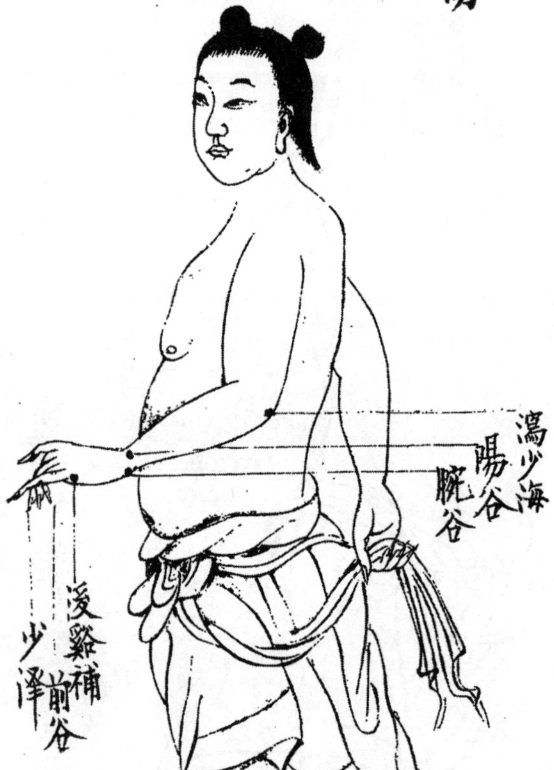

申膀胱

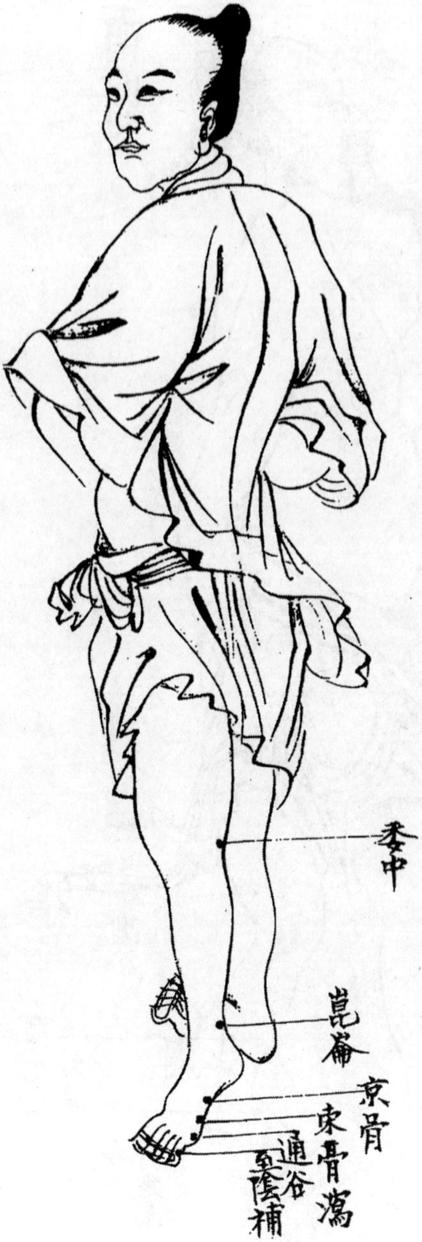

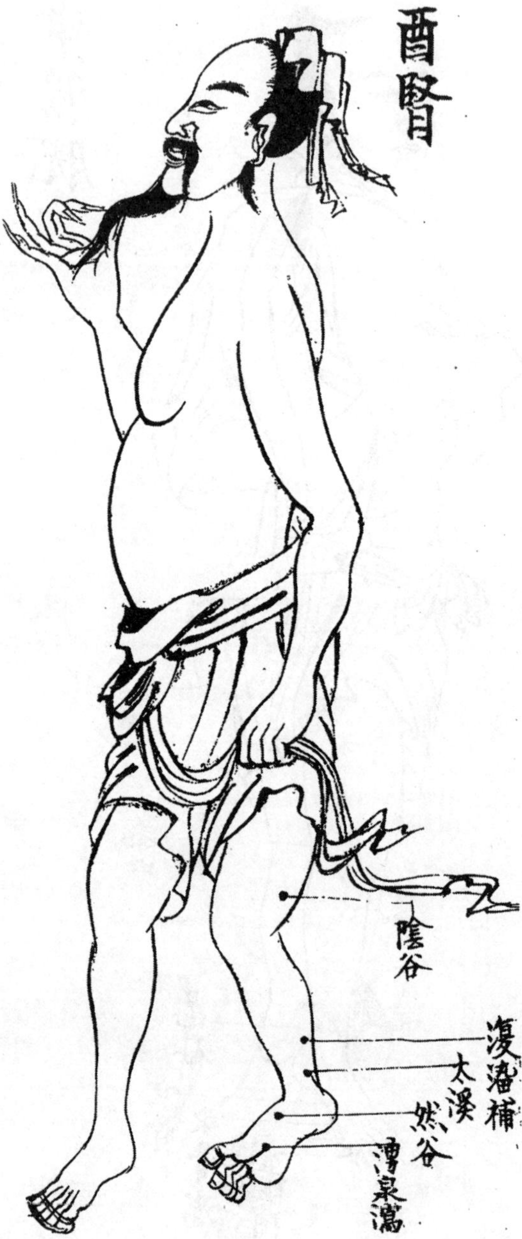
酉腎
陰谷
復溜補
太溪
然谷
湧泉瀉

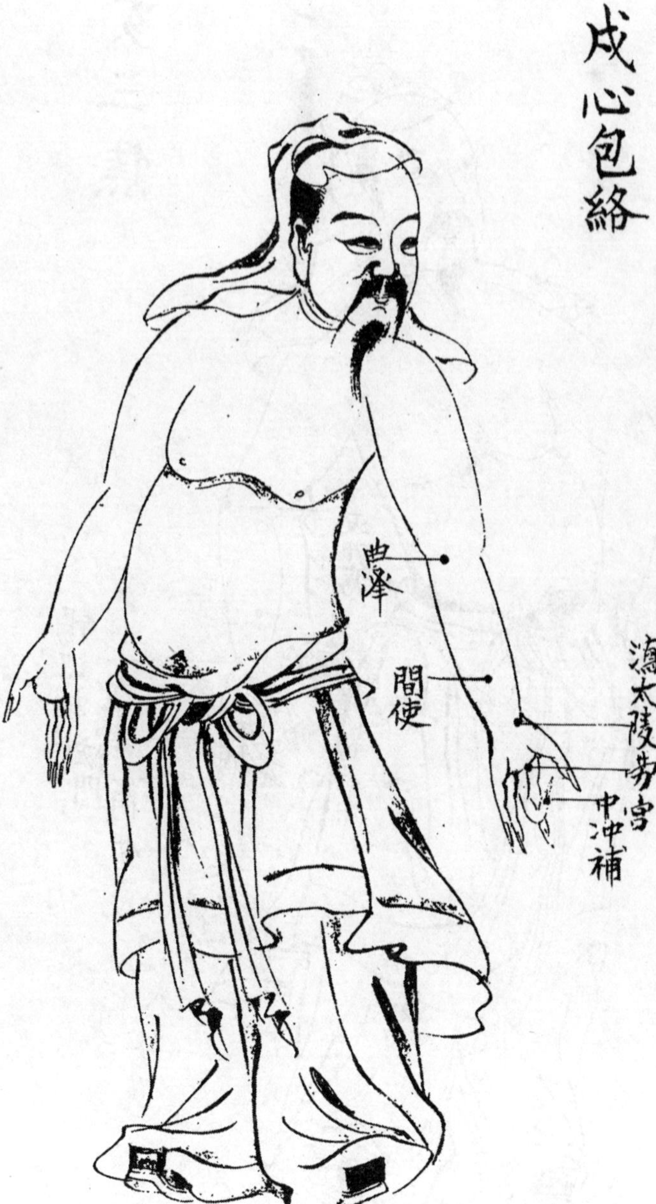
戌心包絡
曲澤
間使
瀉太陵
勞宮
中冲補

亥三焦

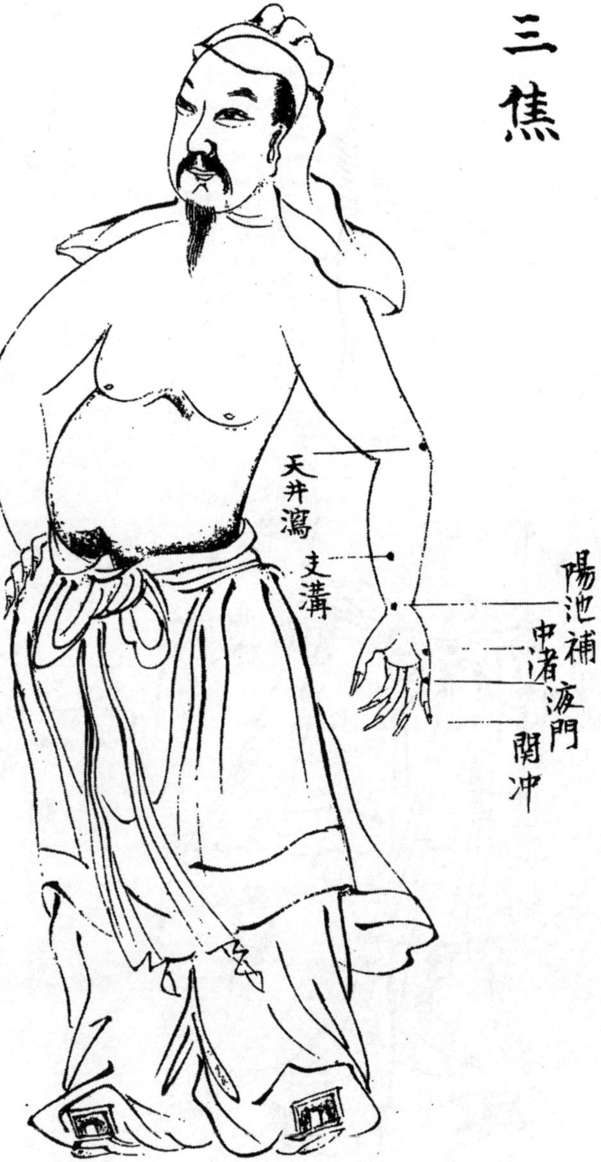

五臟正面之圖

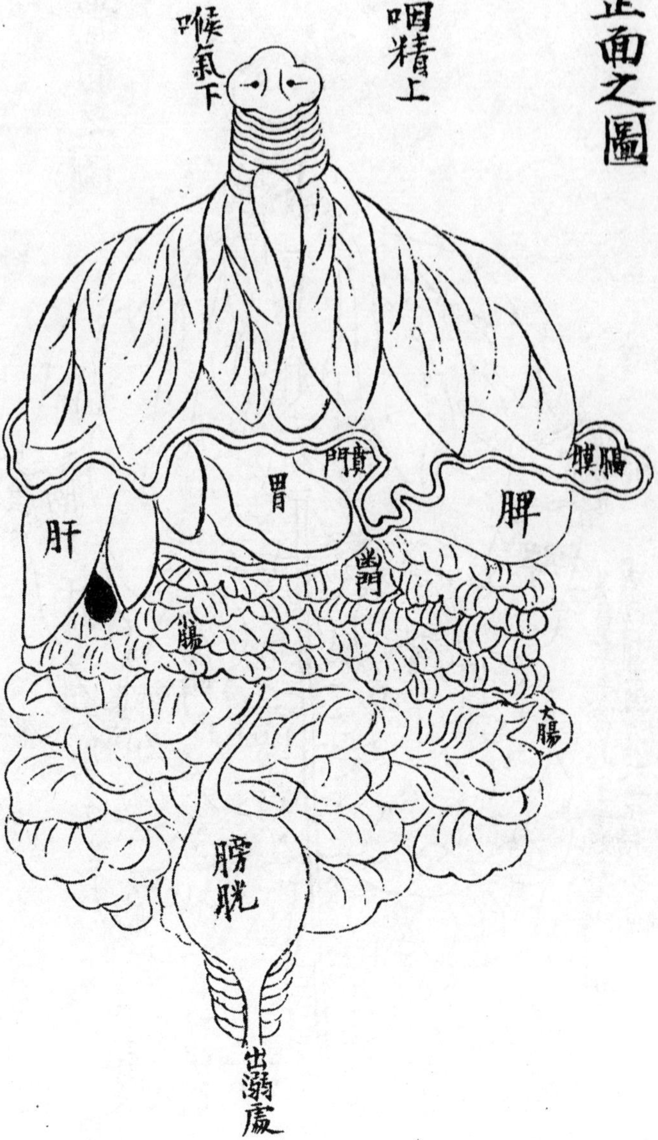

五臟背面之圖

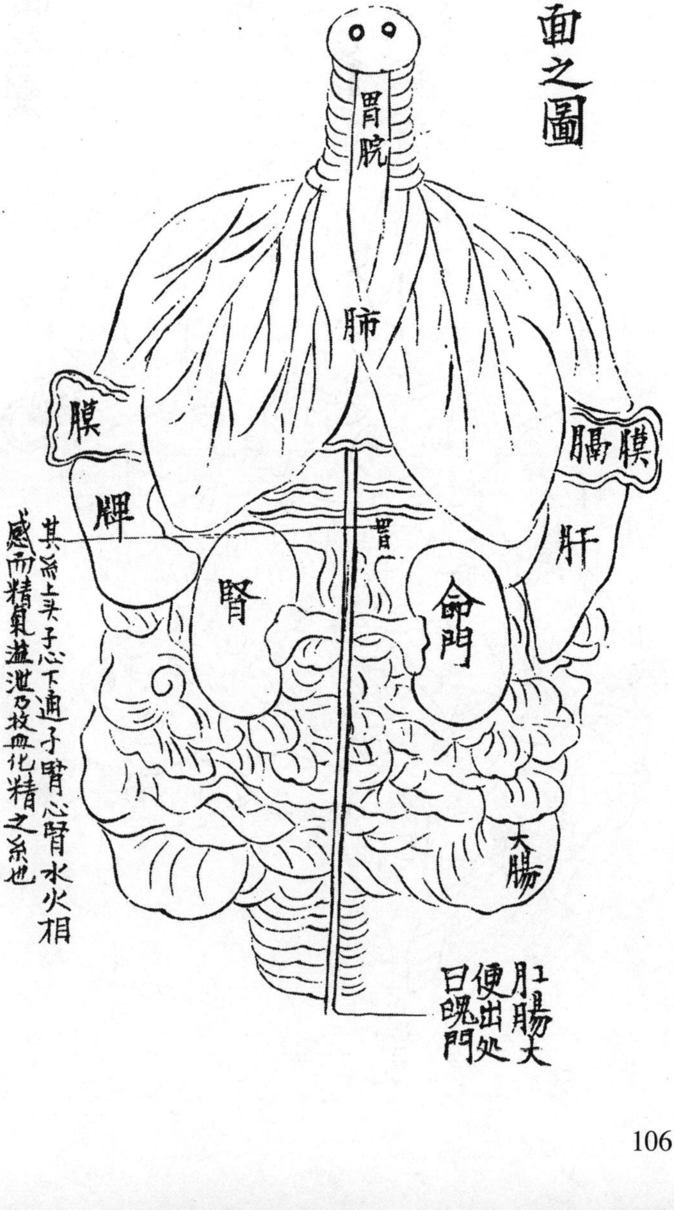

胃脘
肺
膜
腸膜
脾
肝
胃
腎
命門
大腸
其系上夹子心下通于腎心腎水火相感而精氣溢泄乃投血化精之系也
肛腸大便出处曰魄門

精溺之分圖

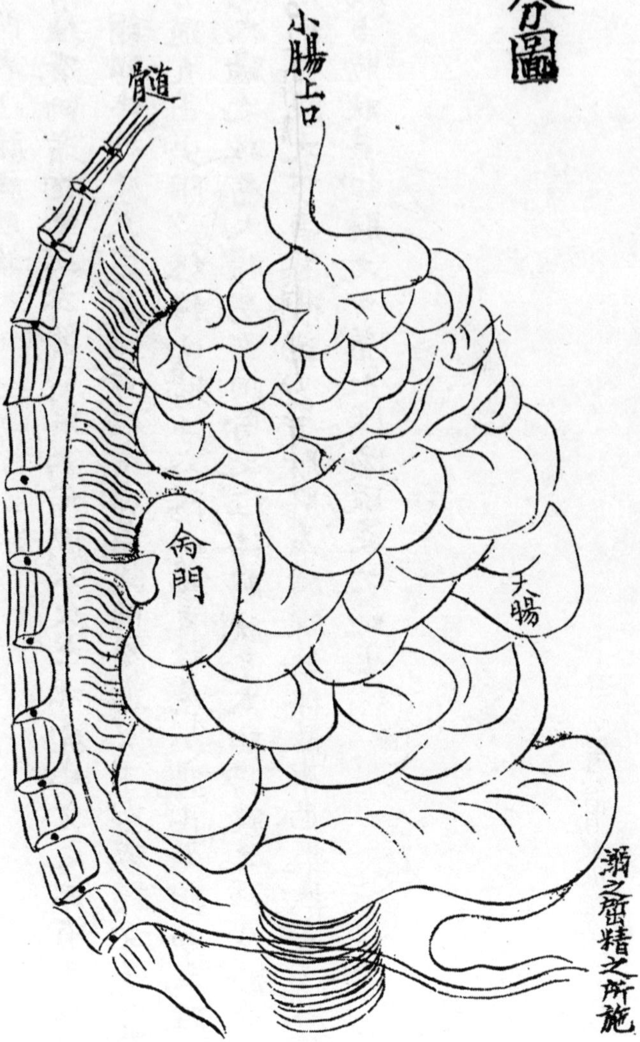

命門大小腸膀胱論

蔵各有一腎独有兩者何也然左為腎右為命門水火也亦犹北方之虫有亀阴物有蛇陽物所謂阳生於午火寔蔵之命门者原氣之所繫也男子以蔵精女子以繫胞其氣与腎通凡手少阴心经络小腸手太陽小腸之经原小腸手太阴肺之经孫大腸手阳明大腸之经属大腸足少阴腎之经络膀胱足太阳膀胱之经原膀光其大小腸之系則自膈之下与脊膂連心腎膀胱系脂膜觔络散布包裹然各分脉理羅络大小腸与膀胱其细脉之中氣血津液流走之通也

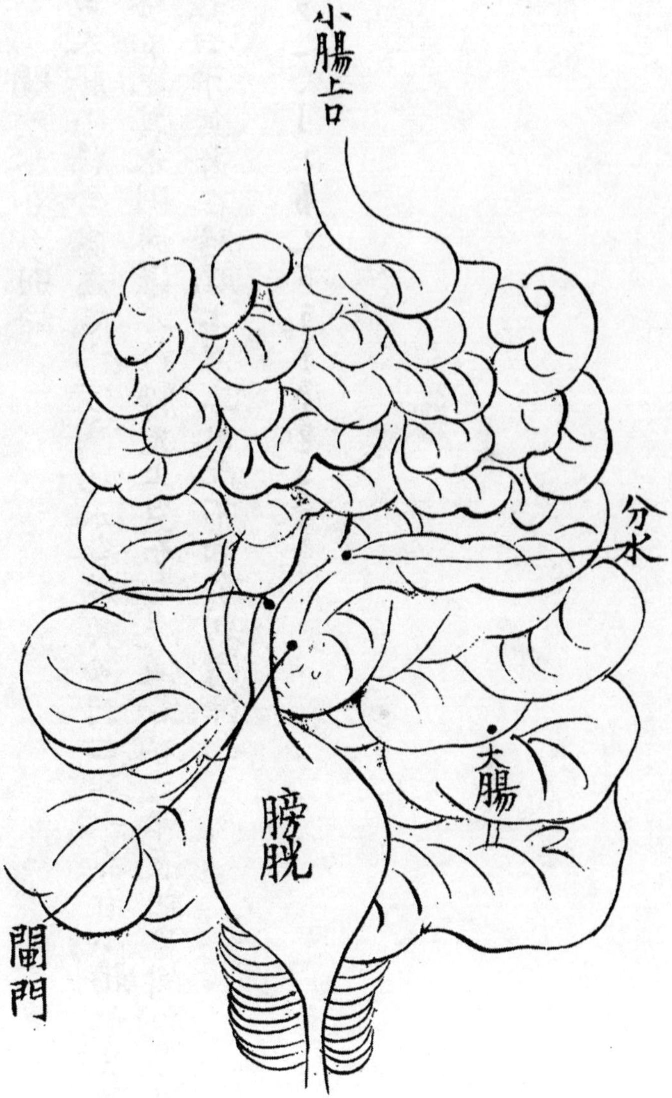
小腸上口
分水
大腸
膀胱
闌門

闌門水谷分別論

扁鵲曰大腸小腸会處為闌门言闌約水谷從其泌別也其水谷自小腸承受于闌门以分別也其水則滲灌入於膀光上口而為溲便若谷之津液則自闌门傳道于大腸故曰下焦者在膀胱上口主出而不内分別清浊也

氣海膈膜之圖

其膜貫膈連府藏通脊髓

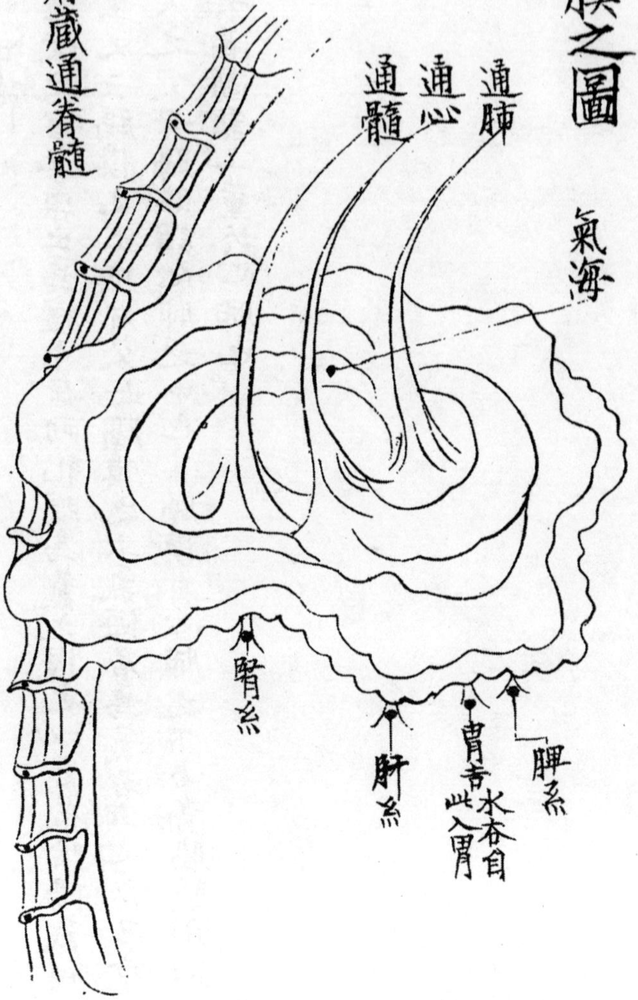

氣海膈膜論

黄帝云膻中者臣使之官喜樂出焉膻中在两乳間為氣之海也以氣布陰陽氣和志達則喜樂由生又云膈膜之上中有父母膈膜之上氣海居焉氣者生之原乃命之主故氣海為人之父母膈膜謂心肺之中也其膈膜自心肺之下与脊脇腹周回相着遮蔽如幕不漏濁氣上薰於心肺也

肺已下右側可見心系　干脊髓下通于胃

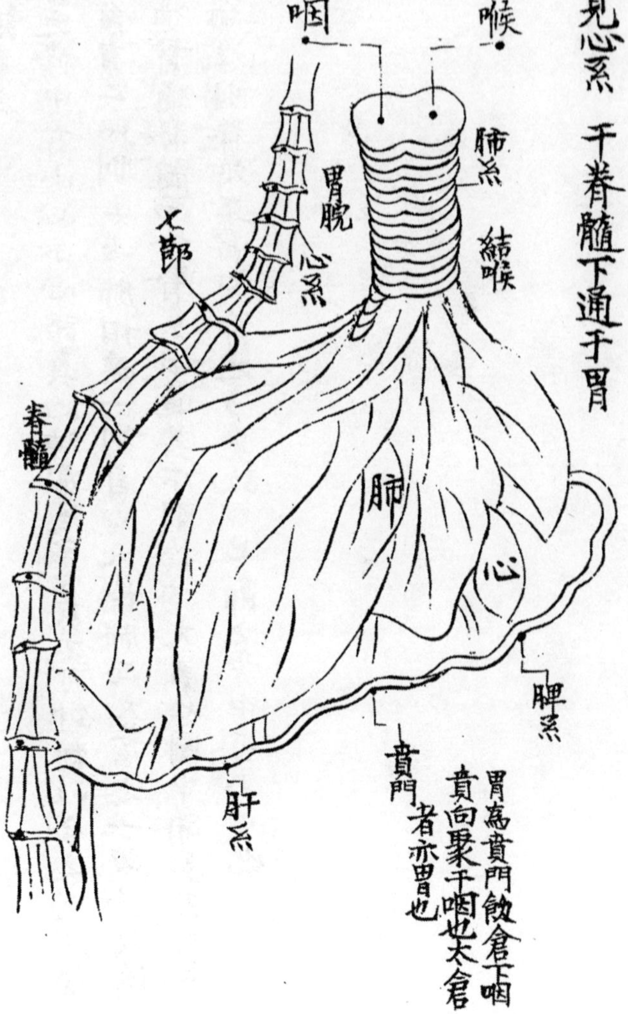

肺膜論

黄帝書云七節之傍中有小心小心語真心神靈之宮室外不可針刺以今之所謂藏象梭之其心之系有二一則上与肺相連一則自心入於肺両大葉之一曲折向後並脊膂細絡相連貫通脊髓而於腎系相通其下則於下文弟七圖中甪具矣其系送肺而大葉弟向後附脊処正當七節之ㄱ矣故曰七節之旁中有小心也

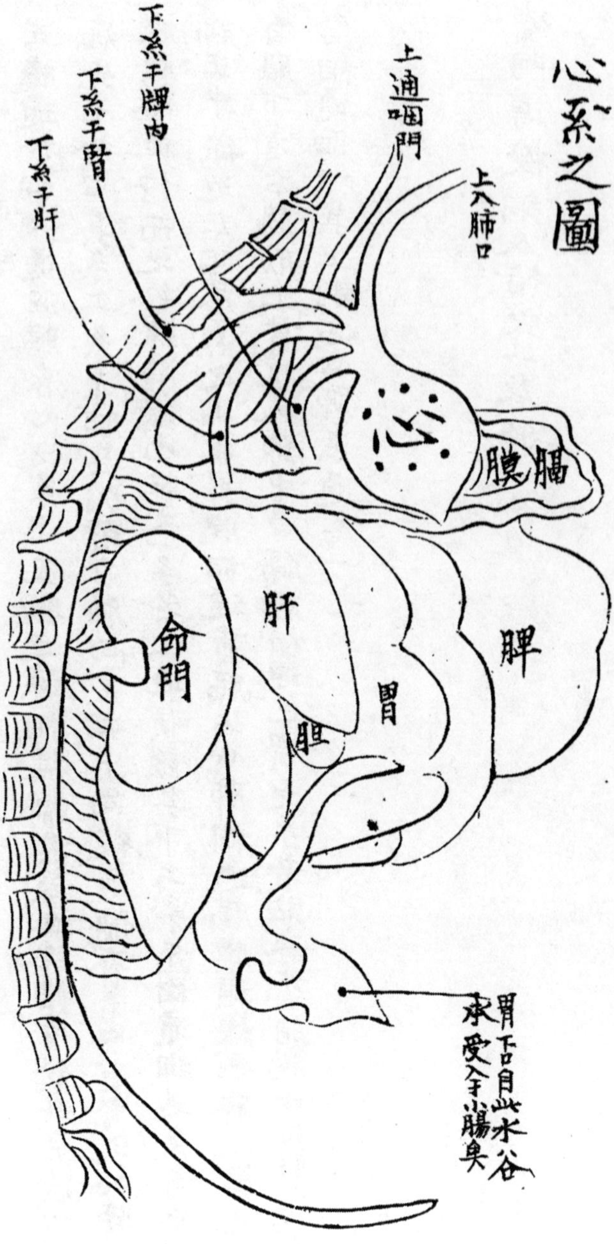
心系之圖
上通咽門
上入肺口
下系于脾内
下系于腎
下系于肝
心
膈膜
肝
脾
命門
胃
胆
胃下口自此水谷
承受入于小腸矣

心系詢

五臟通於心〻通五臟系心之系与五臟之係相連輸其氣血滲灌骨髓故五藏有
病先于於心其系上〻系于肺其別者自肺兩葉之中向後通髓脊着腎自腎之於膀
胱膜絡並行而之於溲溺處也肺之一系者上通喉嚨其中与心系相通脾之系者自
膈正中微近左脇居胃之上並胃脘相連貫膈与心肺相通膈膜相綴也肝之系也
自膈下着右脇肋上貫膈入肺中与膈膜相連也腎之系者貼脊膂脂膜中兩腎〻
腎相通而下其上則与心肺系通為一也

凌門傳授銅人指穴一卷終